新生儿精细化护理系列

丛书主编 胡晓静

新生儿精细化皮肤护理技术

XINSHENG'ER JINGXIHUA PIFU HULI JISHU

本册主编 杨童玲

中国出版集团有限公司

世界图书出版公司

上海 西安 北京 广州

图书在版编目(CIP)数据

新生儿精细化皮肤护理技术/杨童玲主编. —上海：上海世界图书出版公司,2023.8
(新生儿精细化护理系列/胡晓静主编)
ISBN 978-7-5232-0330-9

Ⅰ.①新… Ⅱ.①杨… Ⅲ.①新生儿-皮肤-护理 Ⅳ.①R174

中国国家版本馆 CIP 数据核字(2023)第 061073 号

书　　名	新生儿精细化皮肤护理技术
	Xinsheng'er Jingxihua Pifu Huli Jishu
丛书主编	胡晓静
本册主编	杨童玲
责任编辑	沈蔚颖
装帧设计	袁　力
出版发行	上海世界图书出版公司
地　　址	上海市广中路 88 号 9-10 楼
邮　　编	200083
网　　址	http://www.wpcsh.com
经　　销	新华书店
印　　刷	杭州锦鸿数码印刷有限公司
开　　本	889mm×1194mm　1/32
印　　张	7.75
字　　数	155 千字
版　　次	2023 年 8 月第 1 版　2023 年 8 月第 1 次印刷
书　　号	ISBN 978-7-5232-0330-9/ R·674
定　　价	52.00 元

丛书编写委员会

总主编

胡晓静

主　审

周文浩　曹　云

顾　问

黄国英　张玉侠　陈　超

丛书编委

（按姓氏笔画排序）

于　玲	马月兰	王　丽	王　玲	王　燕	王国琴
冯世萍	吕天婵	朱亭立	朱晓婷	任　燕	刘　晴
汤晓丽	李　文	李　芳	李丽玲	杨　芹	杨童玲
轩　妍	时富枝	吴莎莉	张先红	陆春梅	陈　芳
陈红雨	季福婷	金玉梅	赵　磊	胡　雪	胡艳玲
贺　芳	钱葛平	徐红贞	翁　莉	唐云飞	唐英姿
程晓英	谢　珺	蒙景雯	熊小云	熊永英	薛阿丽

本册编写者名单

分册主编

杨童玲

分册参编

陆胜利　顾赛霞　罗飞翔
熊小云　时富枝

序　言

　　新生儿中的早产儿(born too soon)已经成为全球关注的焦点,每年大约有1 500万早产儿出生,世界上出生10个婴儿中约有1个是早产儿,他们很脆弱。5岁以下儿童死亡中有40%是新生儿,而早产儿是新生儿死亡中最主要的死亡原因,生存下来的早产儿中还有相当一部分要面临终身残疾如脑瘫、智力障碍、学习障碍、慢性肺部疾病、视力和听力等问题。早产成为一个公共卫生问题。

　　健康的新生儿需要做好从孕期、产期到新生儿期的全面的连续性的精细化照护,照护团队包括了非常多的角色。对于住院的新生儿来说,重要的三大角色是医生、护士以及父母,每个角色都需要付出120%的努力,同时又充分地相互配合才能得到一个较好的结局。新生儿护士是责无旁贷地一直守护在住院新生儿身边的角色,他们精细化照护能力关系到新生儿的短期结局和长期预后。新生儿护理水平需要加速提升,与医生角色进行完美地配合,最终改善新生儿尤其是早产儿的结局。

　　复旦大学附属儿科医院(以下简称"复旦儿科")一直

将新生儿的医护国内外联合培养放在重要的位置，投入了大量的资源，也培养出很多非常优秀的人才，这是复旦儿科新生儿包括极超低出生体重早产儿获得良好预后的保障。近年来，复旦儿科的新生儿生存率、极超低出生体重儿的生存率都逐渐接近发达国家水平，作为国家儿童医学中心更加有责任和使命与全国同道一起提升和进步，造福全国的新生患儿。《新生儿精细化护理》系列图书由新生儿护理团队发起，将复旦儿科多年来积累的新生儿精细化照护经验进行了总结，内容涵盖了新生儿发育支持护理、呼吸道的精细化护理、皮肤以及血管通路的精细化护理等临床必备的精细化护理知识和实践经验，具有很高的参考实用价值。当然，新生儿精细化护理远远不止这些，希望复旦儿科护理团队继续不断努力学习和实践，总结出更多的经验，与更多的医疗中心和家庭分享，为新生儿健康的未来加倍努力！

复旦大学附属儿科医院院长

2022 年 12 月

前　言

出生体重 1 500 g 以下的新生儿称为"极低出生体重儿"，出生体重＜1 000 g 的新生儿称为"超低出生体重儿"。2005 年和 2010 年，我国学者先后完成两次较大规模的全国性新生儿流行病学调查显示极超低出生体重儿占所有住院早产儿的比率约为 8％。近年来随着辅助生殖技术的广泛应用和高龄产妇增多等原因，极低出生体重儿所占的比重有上升趋势。极低、超低出生体重儿出生时各脏器的功能极不成熟，临床病死率和并发症发生率均很高。根据 2010 年世界卫生组织（WHO）统计数据，死亡早产儿中约 2/3 为极超低出生体重儿。随着新生儿诊疗护理技术的进步，2020 年中国新生儿协作网数据显示，胎龄 28 周早产儿的生存率达到 80％左右。尽管如此，如何提高他们的生存率同时提高生存质量，依然是新生儿医学领域的重要课题。

极低、超低出生体重儿的关键救治技术包括应用肺泡表面活性物质、有创和无创机械通气、肠外营养以及抗生素等，这些救治技术在我国许多新生儿重症监护病房已经非常成熟，甚至接近发达国家的水平。极超低出生体重儿的生命非常脆弱，对护理技术有着极高的要求。在临床医学不断发展的同时，护理专业技术需要协同提高,例如 NIDCAP 技术、气道特殊护理技术、喂养技术、血管通路建立和管理技术以及家庭参与式护理技术等,都需要更细化的微护理专业团队细致地实施,这些在很大程度上直接影响了这些小早产儿的预后。因此,这样的护理工作要求护士们具有很好的职业素养和很高的技术水平,是一个责任特别重、技术含量特别高的专业。

复旦大学附属儿科医院新生儿重症监护病房每年收治的极低、超低出生体重儿达 500 例左右,在精细化护理技术方面积累了丰富的经验,本系列丛书基于大量的证据以及临床护理实践,针对新生儿临床常用的系列护理技术进行了分册介绍。携手全国部分新生儿护理同仁们,以深入浅出的方式倾情撰写了各分册,力求让新生儿科护士学习起来比较轻松且容易掌握,最终使全国的新生儿及其家庭受益。

在本书出版之际,感谢上海市科学技术委员会"长三角极低、超低出生体重早产儿精细化照护技术的联合攻关项目(项目编号:18495810800)"资助,感谢中国医药教育协会新生儿护理分会,以及国家儿童医学中心护理联盟新生儿亚组的同仁们的精诚合作,感谢新生儿科的前辈们在新生儿护理发展中的积淀,感谢我的导师黄国英教授对新生儿护理的重视和张玉侠教授的引领,感谢新生儿科周文浩教授、陈超教授、曹云教授的大力支持,特别要感谢全国新生儿科护士姐妹们勤勤恳恳的工作和奉献,是你们亲手挽救了千千万万宝宝们稚嫩的生命!

胡晓静

2022 年 12 月

目　录

第一章
新生儿皮肤结构与特点

对新生儿而言,皮肤是非常大的器官,新生儿皮肤至少占体重的 13%,而成人占体重的 3%。新生儿从温暖、潮湿、无菌、安全的子宫来到凉爽、干燥、细菌繁殖的外环境,通过呼吸、营养摄取、体温调节开始了适应过程。皮肤对极超低出生体重儿来说更是起到至关重要的作用,包括体温调节、防止毒素入侵和感染、维持水电解质平衡、储存脂肪以及与外界隔绝、触觉感知的作用。

日常皮肤护理如消毒剂的使用、医疗黏胶的去除使新生儿面临皮肤损伤或失去正常皮肤屏障功能的风险。新生儿重症监护病房的患儿、重病患儿或需要手术治疗的新生儿发生这类损伤的风险尤其高。

新生儿的皮肤发育不成熟,皮肤屏障功能差,出生后又需要严密监护,故在新生儿重症监护病房新生儿皮肤发生创伤而导致皮肤不完整的危险大大增加,从而导致严重的后果。皮肤创伤以及皮肤完整性受损会导致体温调节障碍、电解质紊乱、组织修复缓慢、潜在毒性物质的吸收,从而大大增加了发生感染的风险。

本章主要回顾新生儿皮肤解剖及生理特点,为新生儿皮肤护理及预防皮肤损伤提供理论依据,促进新生儿的皮肤完整。

第一节　新生儿皮肤的结构

皮肤结构分3层:表皮层、真皮层、皮下组织层(图1-1)。

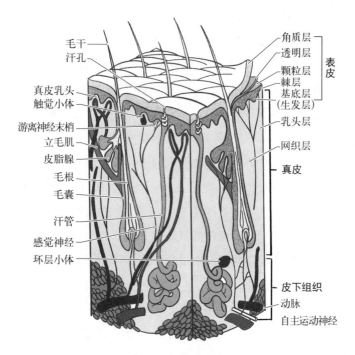

图 1-1　皮肤结构

一、表皮层

表皮层是皮肤结构的最外层,主要由角质细胞组成(细胞由深处的真皮层持续产生并向表皮移动),作为保护层,可以减少水分丢失,抵抗物理损伤。表皮层包括 5 个亚层:角质层、透明层、颗粒层、棘细胞层、基底层或生发层。

角质层与外界环境直接接触,是防止水分丢失和外部介质渗透的主要屏障。成人和新生足月儿皮肤角质层有 10~20 层,早产儿的角质层要少得多,具体数量由胎龄决定,胎龄小于 30 周的极超低出生体重儿角质层仅有 2~3 层;小于 24 周的超低出生体重儿事实上几乎没有角质层。缺乏角质层会使早产儿在出生后的最初几周丢失过多的水分和蒸发过多的热量,从而增加脱水和电解质紊乱的风险。

早产儿与足月新生儿的角质层有很大的不同。早产儿整个表皮较薄,所有各层细胞较密,角质层仅数层细胞,明显较薄。角质层由数层相互黏着不紧的鳞片组成,真皮结缔组织不成熟,真皮乳头层平展,因而皮肤外观平滑、柔软、细嫩,纹理不清。角质层提供了屏障功能,可防止水分流失和蒸发性低体温,防止微生物入侵、过敏原渗透和毒素吸收。对于极超低出生体重儿来说,该功能较差,很容易感染和经皮肤吸收毒性物质。随着屏障功能的降低,水分流失的风险也随之升高。

二、真皮层

真皮是由胶原纤维和弹性纤维交错形成的,刚出生时其厚度只有 2～4 mm。真皮包含神经、血管和毛囊。人体的热感、触感、压力、疼痛都来自真皮层。皮脂腺和汗腺位于真皮层和皮下层。足月儿出生后第一周形成汗腺,早产儿在生后 21～33 天汗腺逐渐成熟,对极低出生体重儿来说,汗腺的形成需要更长的时间。早产儿的真皮层较薄,胶原蛋白和弹力蛋白纤维较短,密度低,真皮无网状层,总脂质水平低,皮脂腺减少,皮肤感觉非常柔软。早产儿表皮和真皮之间的黏合力下降,增加了其在去除医用黏胶剂时皮肤损伤的风险。

足月新生儿表皮与真皮交界面是平直的,然而半桥粒-基底膜的结构复合物已像成人一样完全形成。早产儿的半桥粒虽然已形成所有的结构组成,但其结合点较小,且排列较稀疏,真皮乳头层水肿更明显,细的胶原纤维结构较松,所以早产儿皮肤容易发生水疱。

(一)胶原纤维

足月新生儿和早产儿真皮乳头层和网状层之间分界不明显,纤维束的大小是逐渐变化的,且最终的纤维束的大小比成人细小。各年龄组之间乳头层变化较小,早产儿网状层胶原束比乳头层稍粗大一点,而比足月分娩新生儿及成人明显要小,足月分娩新生儿网状层胶原纤维束比早产儿粗大,比成人细小。

（二）弹力纤维

足月新生儿弹力纤维的分布与成人相同，但纤维较细，在结构上较不成熟。电镜下可见弹性微原纤维束伴有少量弹性硬蛋白。光镜下早产儿在乳头层和网状层均未见到弹力纤维。

三、皮下组织

皮下组织是由脂肪结缔组织构成，脂肪沉积主要发生在怀孕的最后 3 个月。皮下组织提供绝热和储存能量的功能。

正常足月儿的皮肤覆盖着胎脂，由水、脂质和蛋白质、皮脂腺的脂肪以及脱落的胎毛、羊膜腔脱落的细胞组成。胎脂形成于怀孕中期，从头至尾堆积于胎儿的皮肤表面，保护胎儿免受羊水的浸润，避免在狭小的子宫内导致皮肤发炎。随着肺泡表面活性物质的增加，胎儿皮肤表面的胎脂逐渐消失，因而使羊水逐渐浑浊。出生后的新生儿皮肤上剩余的胎脂是有益的，因为胎脂的存在可使皮肤表面早期酸化，从而促进正常菌群的定植。

极超低出生体重儿的皮肤比足月儿薄，甚至出现皮肤透明或凝胶状。通常为红色，不成熟的角质层使得皮肤发红，从而影响了对其氧合状态的判断。早产儿皮肤表面的皱纹比足月婴儿少，而且根据成熟程度的不同，皮肤覆盖着不同程度的胎毛。这些细小的毛发覆盖于背部、手臂和前额。极超低出生体重儿的皮下层常常水肿，

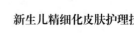

是由于皮肤的水和钠含量过多而导致的。

四、皮肤附属器

（一）毛发

早产儿及有些足月新生儿全身覆有纤细的胎毛。头发的生长在出生前通常与胎儿发育同步，但受性别、胎龄和胎儿营养状况的影响。

（二）皮脂腺

在胎儿第 4 个月时开始形成，到第 6 个月时成熟，其超微结构基本与成人相同，并在胎儿发育中就有活性。新生儿时期，源于母体的雄激素，特别是脱氢表雄甾酮的影响下，皮脂腺继续活跃，至 1 个月末时皮脂腺活性下降，至 1 周岁时进入静止期，仅产生少量皮脂，直到青春期。

（三）小汗腺

胎儿第 6 个月时小汗腺形成，汗管通畅，但早产儿不出汗，甚至足月分娩新生儿也要经过 1 天或数天后才开始出汗，这是由于植物神经交感神经调节功能的不成熟。小汗腺的神经调节要到 2 岁或 3 岁才完备。足月新生儿汗腺的大小、结构及其在真皮中的位置均与成人相同。早产儿的汗腺在许多方面更像胎儿。汗腺腺体部分仅少数蟠曲管，分泌部细胞分化不完全。暗细胞内仅在胞质尖端部位有少数黏蛋白颗粒，明细胞无明显的微绒毛和细胞间小管，肌上皮细胞的胞质中仅极少量的肌丝，但汗管已完全形成并畅通。早产儿汗腺分泌部位有未分化细胞，出汗反应缺如或受限。

五、神经和血管

(一) 血管

出生时乳头下血管丛杂乱无章,真皮上部有丰富的毛细血管网,所以新生儿皮肤红润。出生后前几周,毛细血管网减少,胎毛丧失,皮脂腺活性降低,皮肤体表面积增加。除掌跖和甲皱外,在出生第1周内没有乳头血管襻向表皮突伸。在第4~5周各部位可见乳头血管襻,第14~17周才能很好地建立。到第3个月才出现成人血管模式。

(二) 神经

出生时,神经网像血管网一样,功能上较不成熟。新生儿对组胺的反应需要更高的刺激阈值,提示血管平滑肌对刺激的反应性较为低下,或血管收缩的张力比成人大。早产儿和足月新生儿皮肤的大多数神经直径较细小。早产儿无髓鞘神经,在结构上为典型的胎儿型。足月新生儿皮肤中无髓鞘神经,在单个雪旺细胞中含的轴索比成人多,但比早产儿少。直径较大的神经,包括有髓鞘和无髓鞘神经,主要限于真皮深部。特殊的感觉感受器在出生时有不同程度的发育。环层小体在手足无毛处很多,并在结构上已完全发育。手指皮肤的梅克尔小体在出生前或出生后短期内开始减少,仅留少量。触觉小体在出生时尚未完全形成。游离神经末梢自出生到老年在结构上变化较少。

(杨童玲)

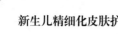

第二节 新生儿皮肤的特点

一、皮肤的屏障功能

（一）经表皮水分丧失（transepidermal water loss, TEWL）

极超低出生体重儿皮肤受损风险最大,胎龄 23 周时角质层几乎不存在,TEWL 为 75 g/(m² · h),到胎龄 24 周时一些角质层已经形成,TEWL 为 45 g/(m² · h),到胎龄 29 周时 TEWL 为 17 g/(m² · h),但是仍然高于足月新生儿 4~6 g/(m² · h)。至胎龄 34~35 周时,早产儿的皮肤屏障功能才相对成熟。

妊娠 12~18 周时,无角化的皮肤的通透性与羊膜及平滑绒毛膜相似;妊娠 18~24 周时,部分角化或充分角化的皮肤水分的通透性缺乏。水分通透性取决于角化形成的程度。妊娠 25 周时有明显的角质层形成,妊娠 26~28 周的早产儿与足月新生儿相当。足月新生儿和成人皮肤屏障功能相似。

（二）氧弥散阻力

皮肤对氧弥散的阻力随妊娠月龄或出生时体重呈线性增加,从妊娠 27 周到足月要增加 10 倍。早产儿氧弥散阻力低,皮肤血流旺盛,故可能经皮肤弥散,但正常情况下大气中血氧分压比毛细血管中的高,因此不会经皮肤弥散。成人的皮肤氧弥散阻力与足月新生儿相似。

(三) 经皮吸收

足月新生儿皮肤吸收与成人相同,然其体表面积和体重之比为成人的 3 倍,所以在同样部位外用药物,吸收会比成人多。早产儿有屏障功能障碍,皮肤的通透性增高。早产儿产后 2 周才有正常屏障功能,因此婴儿外用药物要非常小心,对早产儿更应慎重。

二、皮肤 pH

酸性角质层的形成对表皮屏障的成熟和修复过程至关重要。皮肤的表层可以形成一层保护膜,维持皮肤表面 pH<5,可防止某些病原体和其他微生物的侵入。由于微生物的定植是从分娩开始的,所以皮肤表面的酸度可帮助皮肤保持一个平衡状态。如果 pH 从酸性到中性,有可能是细菌总数在增加。当 pH 升高时,TEWL 可增加。

刚出生的足月新生儿皮肤表面相对碱性,测得的平均 pH 为 6.34,4 天内 pH 下降到平均 4.95。不同胎龄早产儿的皮肤 pH 不同,出生后第一天 pH 在 6 以上,第一周逐渐下降至 5.5,到出生后 1 个月时下降至 5。沐浴及其他的皮肤护理可改变皮肤的 pH。使用碱性肥皂洗澡后,可能需要花 1 个小时或更长时间的再恢复皮肤的酸性膜。尿布包裹区域的皮肤 pH 为 6,这是造成尿布皮炎的危险因素之一。

三、皮肤营养缺乏

在怀孕的最后 3 个月，脂肪和锌在胎儿体内储存，因为这些是保持皮肤完整、皮肤表面健康的重要营养成分。在母亲怀孕晚期之前就出生的早产儿可能发生营养不足引起的皮肤问题。对于肠内营养不足的婴儿可能也会发生这些问题，除非提供适当的足够的肠外营养作为补充。

必需脂肪酸缺乏症（essential fatty acid deficiency，EFA）常发生在早产儿和过期产儿，因为脂肪储存减少的原因，颈部、腹股沟以及肛周的区域皮肤受到刺激时，会发生脱屑甚至皮肤剥离。因为必需脂肪酸能够促进血小板功能，所以在 EFA 发生时，可能因为血清必需脂肪酸水平下降而导致血小板减少症，影响血小板的聚集。

提供足够的必需脂肪酸可以防止 EFA 缺乏导致的各种临床症状。肠内营养没有建立或者肠内营养较少的患儿，需要静脉补充脂质溶液，总剂量为 0.5 g/(kg·d)，可以防止 EFA 的发生。一旦 EFA 发生，静脉补充脂质可以在 1～2 周内使皮肤恢复正常。饮食替代治疗需要更长的时间，而且需要胃肠功能良好时才有效。另外，葵花油含有丰富的亚油酸，局部应用葵花油涂抹治疗可以促进必需脂肪酸的经皮吸收，提高血清必需脂肪酸水平，但因为吸收率不同，血清水平也不同。

锌是生长所必需的一种微量元素，在代谢的相关领域里充当辅助因子的功能，包括皮肤和皮下组织淋巴细胞转化和蛋白质、核酸、黏多糖代谢,是正常皮肤愈合的必要条件。在妊娠的最后 10 周,2/3 的锌从母体传递给胎儿。锌缺乏症在早产儿多见,因其锌的储存低或根本没有储存,或从大小便中丢失过多,或在快速增长期、应激时或组织修复时对锌的需求增加从而导致锌缺乏。因此,早产儿和肠道疾病患儿(包括慢性腹泻、短肠综合征、回肠造口术、或肠切除术)锌缺乏症的风险增加。此外,任何使用肠外营养支持治疗的婴儿都应该添加微量元素,预防锌缺乏症的发生。

表 1-1 列举了锌缺乏症状。血清锌水平低于 68 μg/ml,伴随着碱性磷酸酶下降和上述临床症状,可诊断为锌缺乏症。接受全肠外营养的足月婴儿应预防锌缺乏症,补锌 100~200 μg/(kg·d);早产儿提高至 400 μg/(kg·d)。早产儿母乳喂养时也被报道过出现缺锌,可能需要口服补锌。

表 1-1　锌缺乏症的临床表现

皮肤红斑、脱屑
腹股沟、会阴区域、颈部皱褶处、口周、皮肤损伤(如去除黏性敷料的位置处)
嗜睡
体重增长不理想
毛发脱落
腹泻

摘自:张玉侠.实用新生儿护理学.第 1 版.北京:人民卫生出版社,2015.

(杨童玲)

参考文献

［1］DEANNA E，JOHNSON. Extermely preterm infant skin care［J］. Advances in Neonatal Care，2016，16(5S)：26－32.

［2］张玉侠.实用新生儿护理学.第1版［M］.北京：人民卫生出版社，2015.

第二章

新生儿日常皮肤的护理

皮肤是人体重要的器官,具有屏障、吸收、感觉、分泌和排泄、体温调节、物质代谢、免疫等功能。由于发育不全的原因,新生儿的皮肤非常脆弱,容易受到不同程度的损伤,从而引发其他系统疾病。因而对新生儿实施正确的皮肤护理尤为重要。本章提供了对新生儿的基础护理和促进皮肤完整性的预防和治疗策略。

第一节　口　腔　护　理

口腔是病原微生物侵入人体的主要途径之一。新生儿机体免疫力低下、口腔黏膜薄嫩,进行有创或无创机械通气时,因气管插管或经鼻塞持续气道正压通气,患儿口腔长时间处于张开状,易致口唇及口腔黏膜干燥,且较大气流的正压通气会刺激鼻腔及上呼吸道,口咽部黏液分泌增多,因此使口腔自洁能力进一步减弱。新生儿由于疾病因素,需长时间进行机械通气治疗,在自身体液和细胞免疫均不成熟的情况下,易导致新生儿口腔真菌感染。

一、初乳口腔护理

初乳口腔涂抹,又称口腔免疫治疗(oral immune therapy,OIT),是指使用注射器或无菌棉签将少量初乳滴/涂于新生儿口腔的过程。

初乳指产后 7 天内的泌乳,是乳腺上皮细胞紧密连接开放后所产生的早期母乳,颜色深黄,量少,成分浓稠。初乳成分特殊,含有大量的生物活性物质,主要为 SIGA、寡聚糖、乳铁蛋白、细胞因子和生长因子、胃饥饿素及瘦素等,在新生儿的生长发育,尤其在新生儿的胃肠道保护和促进胃肠发育方面和免疫调节方面发挥了重要作用。

由于早产儿本身的免疫能力低下,胃管喂养缺少自主进食诱导的反射,口腔内唾液分泌减少,对口腔的保护能力下降,导致口腔感染的发生,严重者甚至诱发败血症。将母亲初乳滴注于早产儿口腔,可使得母乳中相关细胞因子对早产儿口咽部特定细胞产生有效刺激,进而改善其消化功能。此外,母乳中还含大量免疫蛋白,可抑制体内致病性微生物活性,中和细菌霉素,调节肠道菌落平衡。母乳还具有促进小肠发育成熟及改善免疫功能的作用,尤其在早产儿出生后的短时间内作用显著,对早产儿的出生后追赶性生长也发挥重要作用。早产儿母亲初乳中含有丰富营养物质与免疫相关因子,经初乳口腔免疫干预后可增强早产儿免疫力。对胃管喂养的早产儿进行母乳口腔擦拭，能够有效地促进早产儿吮吸动作的发生，且能够增加进入早产儿胃肠道的母乳量，从而减轻早产儿的喂养不耐受及感染的发生，缩短胃管饲养的时间。

母乳采集方法：患儿入室后，指导家属规律泵奶、储存和冷链送奶注意事项，同时设专职人员每日电话提醒家属准时送新鲜母乳，送达病房后，在专用冰箱内冷藏保存，有效期24小时。

初乳口腔护理方法有下面两种。

滴注法：将早产儿口腔分泌物清理干净，使用1 ml无菌注射器抽取0.2 ml初乳放置于常温环境中静置5分钟，将初乳沿着其一侧嘴角缓慢推注0.1 ml，时间控制在20秒左右，再重复以上操作，将剩余0.1 ml初乳沿其另一侧嘴角缓慢推入口腔，操作完毕后观察患儿是否出现不良反应，初乳口腔护理每隔4小时进行1次，连续滴注7天。

涂抹法：将早产儿口腔分泌物清理干净，使用1 ml无菌注射器抽取0.4 ml初乳放置于常温环境中静置5分钟，将2支无菌棉签充分浸润初乳，按照先上后下、先内后外的顺序依次用棉签清洁患儿牙龈、颊部黏膜、上颚、舌、舌下黏膜及咽部，每隔6小时涂抹1次，每次5～8分钟，连续涂抹7天。

二、生理盐水口腔护理

虽然生理盐水对病原微生物无杀菌作用，也无抑菌作用,但对口咽部病原微生物发挥着稀释和机械冲洗的作用,而且能保持口腔黏膜湿润。因此,生理盐水具有清洁口腔、预防感染的作用。

方法:用无菌棉签蘸取无菌生理盐水,依次擦拭新生儿口腔,包括口唇、颊部、牙龈、硬腭、舌面、舌下等,频率每日 4~6 次。口腔护理前对每个新生儿口腔进行评估,观察口腔黏膜表面有无覆盖难以拭去的白色乳凝块样小点状或片状物,口腔护理后再评价新生儿的舒适度。

保持口腔清洁可有效清除口腔中的有害细菌。每日通过口腔护理,可直接观察到患儿口腔黏膜的情况,能及时发现口腔的变化,为临床提供病情变化的信息。

三、灭菌注射用水口腔护理

口腔护理的目的是保持口腔清洁、湿润,增进患儿舒适。0.9%氯化钠溶液虽然有清洁口腔、预防感染的作用,但其水分蒸发后成为高渗溶液,氯化钠沉积在口腔黏膜上,上皮细胞因脱水、皱缩而破裂,导致口干、黏膜出血等,且 0.9%氯化钠溶液其特有的咸味,可引起患儿恶心、吐奶等不适,从而引发哭闹;而灭菌注射用水无色、无味、无臭,不含溶质,即使水分蒸发后也不影响口腔黏膜表面上皮细胞的完整性与防御功能。

方法:用无菌棉签蘸取灭菌注射用水,依次擦拭新生儿口腔,包括口唇、颊部、牙龈、硬腭、舌面、舌下等,频率每日 4~6 次。

四、2%碳酸氢钠口腔护理

采用2%碳酸氢钠口腔护理液进行口腔护理,能促进患儿口腔内的酸碱度发生改变,呈碱性,从而使细菌不易在其中生长,进而能使患儿口腔感染和呼吸机相关性肺炎的发生率降低。

方法:先采用吸痰器将患儿口腔及咽部分泌物吸净,然后采用专用棉签蘸取2%碳酸氢钠溶液,轻柔、迅速地对患儿口唇、颊部、牙龈、硬腭、舌面、舌下等口腔部位进行擦拭,连续进行2遍全面口腔擦拭,每隔4小时进行1次口腔护理。

五、鹅口疮的护理

新生儿口腔黏膜柔嫩,血管丰富,唾液腺发育不足,唾液分泌较少,黏膜较干燥,如果护理不当,不仅容易发生口腔疾病,而且也常导致消化道和全身疾病。新生儿期真菌感染较常见,其中由白色念珠菌所致的口腔黏膜疾病最为常见,而鹅口疮占新生儿黏膜念珠菌感染的首位。新生儿重症监护病房足月新生儿白色念珠菌感染率为0.1%,而极低出生体重儿、早产儿免疫功能低下,白色念珠菌感染率比足月儿高25~35倍,病死率为32%。侵入性操作可破坏口腔黏膜完整性,促进系统性损害。长期使用广谱抗生素亦是诱发鹅口疮的重要原因。

鹅口疮主要表现为患儿口腔黏膜上出现白色乳凝块

样物,可有一处或多处同时发病。这些白膜可以发生在口腔内的任何部位,常见于上下唇内侧、颊黏膜、舌面、牙龈、软硬腭上,有时也能波及咽部。开始为乳白色点状或小片状,逐渐融合成大片乳白色膜,略微凸起,周边不红,不易擦去,若强行擦拭后局部潮红,可有溢血,一般无全身症状,重者可出现食欲低下、拒奶、哭闹不安、低热、呼吸困难等。因此,预防鹅口疮的发生是非常重要的。

鹅口疮口腔护理方法:用2‰碳酸氢钠液体清洗口腔,每日2～3次。由于碳酸氢钠能够作用于黏蛋白,并且使其溶解,使用2‰碳酸氢钠溶液做口腔护理,改变了口腔内的酸碱度,使之呈碱性环境,不利于霉菌的生长繁殖,对口腔内 pH 进行有效调节,避免口咽部细菌沿导管壁向下蔓延至肺部,从而减少了口腔并发症,降低了呼吸机相关性肺炎的发生率,缩短了患儿的住院时间。当鹅口疮面积较大时,可用制霉菌素甘油涂患处,每日 3 次。制霉菌素味涩,用制霉菌素糊为患儿进行口腔护理时,患儿可有皱眉、咧嘴等不适表现。制霉菌素是抗生素,每日使用存在一定的不良反应,而且与抗生素的使用原则相违背,作为一种预防用药,容易导致细菌产生耐药性,而且有异味,不推荐常规使用。

六、常见并发症、预防及处理

1. 口腔黏膜损伤的预防及护理

(1)为患儿进行口腔护理时,动作轻柔,尤其是免疫力低下的患儿,不要使用血管钳或棉签的尖部直接与患儿的口腔黏膜接触。

(2)鹅口疮患儿,用弱碱性溶液擦拭。

2.吸入性肺炎的预防及护理

(1)患儿采取仰卧位,将头偏向一侧,防止口腔护理时分泌物流入呼吸道。

(2)口腔护理时,所用棉签不可过湿,应以不滴水为宜,以防误吸。

3.窒息

(1)操作前后认真检查棉签的完整性,并认真检查口腔内有无遗留物。

(2)对于兴奋、躁动、行为紊乱的患儿应尽量在其安静情况下进行口腔护理。

(3)患儿出现窒息后应立即处理,迅速清理吸入的异物,恢复有效通气。

(熊小云　顾赛霞)

第二节　脐　部　护　理

脐带是胎儿和母亲联系的重要通道,母亲在孕期通过脐静脉将营养物质供给胎儿,胎儿通过脐带将废物输送给母亲,由母亲代替排出体外,孕妇在分娩后,胎儿脱离母体时脐带功效完成并随之脱落。但是,脐带特殊性使其成为新生儿感染的重要因素之一,一旦未行有效处理,细菌通过脐带进入新生儿体内,可引发新生儿感染、败血症,严重时甚至会导致新生儿死亡。

一、消毒液选择

(一)过氧化氢消毒液

3%过氧化氢消毒液属高效消毒液,为强氧化剂,具有消毒、除臭、除腐及清洁作用。局部涂抹冲洗后可产生气泡,有利于清除脐带脱落时的血痂及坏死组织,对血痂脱落所致的渗血有止血作用,尤其适用于厌氧菌感染,可对新生儿脐部感染起到良好的治疗效果。

(二)1%的聚维酮碘消毒液

1%的聚维酮碘消毒液不仅可以对病毒及真菌起到消毒作用,同时还可以对细菌起到一定程度的消毒作用,且对皮肤黏膜无刺激,可改善病灶血液循环,促进伤口愈合,加快脐痂脱落。

(三)母乳

局部母乳法,即出生后 3 小时开始,局部涂抹母乳于脐带残端,待干,频率每日 2 次。

母乳可有效清除脐带脱落时的血痂及坏死组织,缩短脐带残端脱落时间,促进脐部创面愈合。新生儿脐部残端脱落越早,脐部感染的概率也会随之降低。

母乳是新生儿最好的营养来源,含有多种抗感染抗体,在新生儿的免疫保护中起重要作用。此外,母乳是两类主要生长因子的来源,即转化生长因子 α 和 β;胰岛素样生长因子 1 和 2。这些生长因子能够促进肌肉和软骨修复及伤口愈合。

二、脐部护理注意事项

(1) 保持脐带区域清洁干燥。

(2) 严格按照无菌操作技术进行脐部护理,以尽量减少病原体污染。

(3) 在处理脐带残端之前洗手。

(4) 将脐带残留物暴露在空气中。

(5) 保持尿布向下折叠,远离脐部残端,以防止尿液或粪便污染。

(6) 如果脐带残端被尿液、大便污染了,用无菌水清洗该区域。

(7) 清洗后,用干净的吸水纱布彻底擦干去除多余的水分,然后丢弃纱布。

三、自然干燥法

世界卫生组织(World Health Organization,WHO)关于脐部护理方法的最新临床指导原则是"自然干燥法(dry and clean)",提倡在出生后严格无菌断脐,然后等待脐带自然干燥脱落。据报道,与乙醇护理(16 天)相比,自然干燥(13 天)的脐带脱落时间更短。自然干燥可防止接触异丙醇,并防止化学刺激引起的皮肤破裂。

新生儿断脐结扎后,不给予特殊处理,使其自然干燥脱落。若出现沐浴及其他造成脐部潮湿等情况,可用生理盐水清洁,待干,无须任何消毒液处理。采用自然干燥法有助于促进脐带快速脱落,在断脐过程中需要严格无菌操作,避免感染,脐部不进行包扎,暴露在空气中,保持脐带干燥,能促使正常菌群的产生及白细胞浸润,促进华通胶分解,从而加速脐带愈合及脱落。此外,自然干燥法可以减少脐带胶质排泄物,对新生儿日后生活质量及身体健康等均有积极作用。

目前,自然干燥法在发达国家和一些发展中国家成为新生儿脐部护理的主要趋势,作为一种国际上最常用的脐部护理方法。胎儿娩出断脐后,留下的残端不断脱水、干燥而脱落,正常情况下,脐带脱落时间为出生后5～15天。脐带结扎后,脐带残端自然脱落前,应每班进行脐部护理。美国妇产科和新生儿护士协会(AWHONN)、国家新生儿护士协会(NANN)推荐保持脐部清洁和干燥即可,可用无菌水进行清洁,沐浴时可用温和的中性清洁剂(pH5.5～7.0)清洁脐部及脐周皮肤,彻底冲洗干净,保持干燥。若尿液或粪便污染脐部时,用无菌水清洁干净,尿片应避免覆盖脐部,保持局部干燥。

四、二次断脐法

由于新生儿各器官发育不成熟,抵抗力低下,如脐部护理不当,更容易引起全身感染,采用二次剪脐,能促使脐带早期脱落和预防脐炎发生。二次剪脐时间以脐带结扎后 72～96 小时为宜,此时脐带血管闭合,血运阻断,脐带基质干枯,不易发生出血与感染,进行二次剪脐时脐部并发症少,脐部护理质量高。

具体的操作方法为:在无菌操作下,用剪刀尖锐部按顺时针沿脐带呈圆锥形缓慢剪切,切勿一刀平剪,这样容易因为剪切不完整,产生遗留,容易感染。

五、留置脐动静脉置管患儿的脐部护理

由于极超低出生体重儿免疫功能低下,皮肤的屏障功能差,且经脐静脉置管是侵入性操作,导管与外界相通,加之患儿病情危重,对感染的抵抗力弱,容易引起败血症,而脐静脉插管可引起继发感染。因此,各项操作严格遵循无菌原则,接触患儿前后均洗手,每班用消毒液消毒脐部及周围腹部皮肤 1～2 次,每小时检查脐部有无渗血、渗液,有无红肿等情况。脐部给予暴露。由于患儿娇小,尽量选用适合极超低出生体重儿的尿布,盖在脐以下腹部,确保脐带在清洁、温度适宜的环境中自然干燥结痂,预防脐部感染。

六、脐部潜在问题评估及处理

(一) 脐炎

脐炎是新生儿最常见的脐部疾病。主要是因为新生儿出生时断脐消毒不严或生后脐部护理不当,脐残端细

菌污染引起的脐部感染。病原菌以金黄色葡萄球菌和大肠杆菌最多见,溶血性链球菌次之。

1. 临床表现

脐部可有少量的黏液或脓性分泌物,有臭味,创口迟迟不能愈合。如不及时治疗,周围组织出现红肿、糜烂,可引起腹壁蜂窝织炎,形成脓肿、坏死,细菌可沿尚未闭合的脐血管侵入血循环,导致门静脉炎、门静脉栓塞或败血症,亦可向邻近腹膜扩散而引起腹膜炎。如脐带脱落后局部有少量渗液,用乙醇消毒数次后即可干燥自愈,不能称之为脐炎。

2. 治疗

脐炎的处理可分为 2 个阶段。第一阶段是脐带未脱落之前。此时,脐带残端是一个创面,血管尚未完全闭合,有时会有渗血,加上脐部有凹陷,易被尿液污染。要保证脐部干燥,不可将尿布遮盖住脐部。局部可用 75% 乙醇消毒,每日 2 次。消毒时,左手拇指及食指将脐窝拨开,右手用消毒棉签在脐窝处由内向外呈螺旋状消毒至脐窝外皮肤 0.5～1 cm 处。在脐炎初起时,也可局部用 0.1% 呋喃西林涂擦。根据患儿情况,酌情应用抗生素,一般需全身用药,症状轻微者口服抗生素,症状重者采用静脉注射,可选择青霉素与丁胺卡那霉素合用,或根据细菌敏感试验结果用药。如已形成脓肿,则需切开引流。第二阶段是脐带自然脱落后。正常情况下,这时的脐部应是干燥的,要保持脐部清洁。如有少量渗液,可用

75%乙醇棉签消毒,每日 1 次。切忌往脐部撒"消炎药粉",往往未能消炎,反而导致感染。

（二）脐疝

脐疝是腹壁肌肉和腱膜于脐部遗留的先天性缺陷,由于脐环关闭不全或软弱,腹腔内脏在中线脐部突出≥0.5 cm,筋膜缺损直径≥1.0 cm,而皮肤及皮下组织完整。多见于未成熟儿。有报道,脐疝在体重<1 500 g 的低出生体重儿中的发生率为 75%,女孩多于男孩。脐部可见一圆形肿块,直径多为 0.5～3 cm,大者可超过10 cm,脐疝内容物为网膜和部分小肠,在哭闹或用力时增大,安静平卧时消失。用手轻压疝内容物可复位,不易发生嵌顿。一般来说,<2 cm 的较小的脐疝在几个月到3 岁期间能自然闭合,仰卧可促进自然恢复,用带捆扎效果不明确;疝直径≥5 cm 者,需行修补术;疝直径为 2～5 cm 者,可观察至2～3 岁,如仍不闭合者,宜做手术修补。

（三）脐出血

脐出血多为脐带残端出血。表现为剪断、结扎脐带后 24 小时内,由于结扎线松脱、结扎线过细或结扎过紧而割断或割裂脐静脉所致;也有于脐带脱落后的 1 周至1 个月内,新生儿用力咳嗽、哭闹等使腹内压升高时,脐残留端内血管会有少许开放,出现少量渗血。发现脐部出血,首先要分析原因,排除出血性疾病。对症处理,如脐带结扎不完全、大量出血,应立即通知产科医生重新结扎;如脐带脱落后出现少量渗血,应该先用 75% 的乙醇消毒局部,如出血不止,再用蘸有 1％的盐酸肾上腺素的棉球轻轻按压脐部,直至止血。

（四）脐湿疹

脐湿疹表现为脐内及脐周皮肤有小的红色丘疹或皮肤糜烂、渗液,反复发作,难以消失。治疗上可用 3％硼酸溶液湿敷,或用氧化锌软膏外涂。注意保持局部干燥,避免尿液污染;所用被服要质地柔软,减少对皮肤的摩擦刺激。

（五）脐肉芽肿

脐带脱落后脐根部的创面受异物刺激（如爽身粉、血痂）或感染,在局部形成小的肉芽组织。直径 0.2～0.5 cm,表面湿润,有少量黏液或血性分泌物,日久不愈。需用硝酸银烧灼或搔刮局部或电灼,一般均可以治愈;若无效则应手术切除。

（六）脐息肉

脐息肉又叫脐茸,是由于脐肠系膜导管或脐尿管全部或部分持续存在所致,形成息肉样的红色突起,稍坚硬,有黏液分泌物或间断出现的粪性或尿液性分泌物。要注意保持局部清洁、干燥;可用 10％硝酸银烧灼或手术切除。

（七）脐瘘与脐尿管瘘

在断脐后残端的愈合过程中,脐部可见鲜红色黏膜,而且经常有肠液流出,刺激周围皮肤,这就是脐瘘。有时瘘管比较大的,可以有部分肠黏膜由瘘口翻出,并可流出粪汁。如果脐瘘比较大,经常流粪汁,则应及时手术治疗。若脐尿管完全不闭锁,则在胎儿出生后,膀胱与脐相通,这就是脐尿管瘘。临床上较少见,多见于男婴。临床表现为自新生儿期起,婴儿脐部始终有少量液体漏出,脐周常伴有湿疹样改变。脐尿管瘘的漏出液实际上就是尿液,有时可嗅到尿味。对于脐尿管瘘,手术闭合瘘管是唯一的治疗方法。

(八)先天性脐窦

脐窦是卵黄管的肠端闭合而脐端未闭所形成的窦道。胚胎发育早期,中肠与卵黄囊之间有卵黄管相通,胚胎第5~6周时,卵黄管逐渐闭锁、萎缩,形成纤维化的索带,后渐退化而消失,中肠与脐分离。如卵黄管未闭合,或未完全闭合及退化,形成各种不同形式的畸形,并可出现脐部糜烂、脐周化脓性感染等并发症,更严重甚至会引发败血症。

用棉签蘸取3%双氧水清洗脐部,从脐中到脐周,自内向外环形消毒,更换棉签重复上一动作,直至充分清洗至没有泡沫;再用5 ml注射器抽取生理盐水对准脐窝近距离脉冲式清洗2次,至脐部无分泌物;然后用无菌剪刀裁剪大小合适的爱康肤银离子敷料,再用无菌镊子将其填充在脐窝窦道内,最后盖上无菌纱布,换药每日1次。若无菌纱布有渗血渗液,需及时更换。3%双氧水是一种氧化性消毒剂,在过氧化氢酶的作用下可迅速分解,并释放新生氧,通过干扰厌氧菌酶系统而发挥杀菌和抑菌作用。局部涂抹双氧水后可产生气泡,有利于清除血痂,坏死组织等,并对脐带渗血有一定的止血作用,并可促进脐窝周围干燥。爱康肤银含羧甲基纤维素钠(CMC)以及含量为 1.2％的银。CMC 具有吸收创面渗液形成凝胶的特性,起到保持创面适宜的温湿度、支撑创面、与外界污染隔绝和保护裸露神经末梢、减轻疼痛的作用,敷料内所含银成分在创面内经氧化后形成活性银离子,发挥抗感染作用,所以可以加速愈合。爱康肤银离子敷料裁剪后不会产生碎屑,换药时也方便从脐部窦道内取出,不会有碎屑遗留在里面。脐周皮肤红肿有炎症反应,脐部有渗液时,可使用莫匹罗星软膏外涂抗感染。挤适量药膏在棉签上,以旋转的手法轻按在脐周红肿皮肤上,轻轻涂匀开来,使药物充分渗透吸收,每日 3 次。莫匹罗星对需氧革兰阳性球菌有很强的抗菌活性,尤其对与皮肤感染有关的金黄色葡萄球菌、化脓性链球菌非常有效,对耐药金黄色葡萄球菌也有效。每次更换尿布,应避免纸尿裤摩擦脐部,需要将尿布正面向下反折 2～4 cm,再固定尿布搭扣。每日加强巡视,严密观察脐部渗液进展情况。

(熊小云 顾赛霞)

第三节 臀 部 护 理

新生儿皮肤娇嫩,角质层薄,皮肤防御功能差,机体免疫水平低,对周围环境较敏感,尿布包裹下,形成潮湿而密闭的环境,并导致皮肤表面 pH 升高。粪便中的某些细菌含有尿素酶(酶类),它们会从尿液中释放出胺,导致皮肤 pH 升高。皮肤潮湿会增加皮肤对因摩擦而导致的损伤的敏感性。碱性皮肤表皮 pH 会提高皮肤刺激物的活性(粪便蛋白酶和脂酶),并会阻碍保持正常皮肤微生物组群落,加重对皮肤的刺激。

临床发现,部分男性患儿阴囊大而松弛,刚出生又多处于仰卧体位,便后容易积聚在皮肤紧贴和褶缝处,故特别容易发生红臀并伴有阴囊表皮破损。

一、更换尿布的方法

更换尿布前做好手卫生,但对超低出生体重儿出生后 7 天内为了减少刺激,可以减少更换尿布的频次,以每 4 小时 1 次为宜,选择吸水性能好的同一品牌尿布,方便记取尿量,更换尿布时,从臀部抬起并将尿布向下方滑动(不要抬高腿,防止因为回心血量增多引起血压波动)更换,如若可能,可以使尿布保持打开状态,操作时动作轻柔,尽可能缩短进入暖箱操作时间。待极超低出生体重儿颅内出血风险降低后(出生后 7～10 天后),可根据情况增加更换尿布次数。

二、清洁

清洁患儿的臀部皮肤很重要。每次换尿布时,均使用湿纸巾清洁患儿臀部皮肤。由于湿纸巾能有效地清洁皮肤,并在皮肤表面留下一层滋润保护膜,起到了减少局部皮肤刺激的作用,便后使用湿纸巾擦拭臀部者比使用棉布擦拭者的红臀发生率明显降低。大便较多时也可选择刺激性小、温和的皮肤清洗液,以确保患儿的臀部皮肤清洗干净,没有大便残留,保持臀部皮肤的干燥。清洗液可以乳化皮肤表面的油脂、脏污和微生物,因此可以被轻松的去除。仅使用清水来清洁会阴部位可能无法彻底洗去粪便。单用清水的话只能移除大约65%的油脂和脏污。有些研究显示仅使用清水可能使皮肤更干燥。新生儿臀部表面如有干燥的大便,用湿纸巾难以擦除时,也可使用葵花籽油等含有不饱和脂肪酸、亚油酸、亚麻酸的油剂清除干燥的大便后,再用湿纸巾将臀部皮肤擦洗干净。

三、隔离保护

对臀部皮肤及会阴部位皮肤进行评估。根据评估结果使用温和无刺激的护臀霜。每次更换尿布时可选用鞣酸软膏外涂,可使用皮肤保护膜或液体敷料进行隔离保护。液体敷料可很快在皮肤表面形成一层无色、防水、防摩擦的保护膜,如同第2层皮肤,有良好的屏障作用,使皮肤与外界隔离,从而避免细菌感染,减少各种理化因素的刺激;同时液体敷料具有透气性,使氧气渗透到膜下的皮肤,且膜下二氧化碳和水蒸气能顺利挥发,改善皮肤的潮湿状态。液体敷料能够减少表皮水分的丧失,防止皮肤干燥,促进受伤皮肤或风险区域皮肤的修复作用。

外用药膏疗法可保护角质层,并可增强皮肤屏障的成熟和修复。具有脂质生理平衡性的局部用药膏(胆固醇、神经酰胺、棕榈酸酯和亚油酸酯的摩尔比为3∶1∶1∶1)可以支持表皮中的主动脂质代谢,从而可以利用源自润肤剂的脂质作为脂肪酸的构成基团来形成一种健康、功能正常的表皮屏障。葵花籽油已被证明可以加速皮肤屏障的恢复,这可能是由于其含较高的亚油酸浓度。

四、保持干燥

新生儿需保持臀部皮肤干燥,可使用湿纸巾擦拭婴儿臀部,循证实践指南建议使用柔软的布或不含乙醇和洗涤剂的湿巾擦拭臀部较好,婴儿湿巾也可提供 pH 缓冲。待干燥后使用高吸收性尿布,吸湿性超强的一次性尿布可以降低因刺激性而产生的尿布性皮炎的发病率并降低其严重程度。一次性尿布芯将尿液快速吸收而使尿液远离皮肤,同时降低皮肤潮湿度,减少尿液与粪便混合,并根据新生儿自身情况,按需更换一次性尿布。及时更换尿布可降低皮肤潮湿度,减少与粪便酶的接触。保持臀部皮肤干燥,去除诱因可以有效预防新生儿尿布皮炎的发生。当空气中湿度增高时,可增加更换尿布的频率。

五、注意事项

(1)操作时动作轻稳,注意保暖,防止新生儿受凉或损伤。

（2）应轻轻彻底清洁会阴部位，清洁尿布包住的部位时避免摩擦，清洁女婴会阴应由前向后清洁。

（3）用温和无刺激的婴儿沐浴液清洗尿布区皮肤，也可使用温和无刺激的婴儿湿巾轻柔擦拭清洁。

（4）包裹尿布，注意松紧适宜。尿布选择一次性使用的、达到卫生要求的尿布，其透气、吸水以及柔软度等方面应良好。

（5）鼓励和支持母乳喂养。与配方奶喂养的婴儿相比，母乳喂养的婴儿的粪便 pH 较低而且粪便酶（蛋白酶、脂酶、尿素酶）水平较低，这会降低会阴部位出现过敏症状的概率。母乳喂养的婴儿尿液 pH 也较低，这对皮肤表面 pH 可产生有利影响。

（熊小云　顾赛霞）

第四节　沐　浴

成熟的皮肤可形成屏障，以最大限度地减少液体和电解质损失，防止感染及吸收有毒物质，并支持体温调节。与足月儿相比，早产儿的皮肤结构不成熟，皮肤更薄，屏障功能差。表皮屏障功能障碍导致经表皮水分丢失（TEWL）增多，增加经表皮吸收化学物质，容易诱发皮肤创伤。因此，早产儿皮肤护理非常重要，可以最大限度地降低并发症。

　　沐浴的目的是使新生儿皮肤清洁舒适,去除污垢,减少细菌的定植;促进血液循环,帮助皮肤排泄和散热;活动肌肉和肢体,给新生儿丰富的触觉刺激;观察全身情况,尤其是皮肤情况。与沐浴前的定植相比,沐浴后细菌对皮肤的定植减少,因此做好新生儿皮肤护理是预防感染的一项重要措施。

一、出生后第一次沐浴(擦浴)时间

　　新生儿棕色脂肪少,基础代谢率低,产能少,而体表面积相对更大,皮下脂肪更少,易散热。因此,新生儿尤其是早产儿体温易受环境温度的影响而随之波动。由于其自身的生理特点,沐浴后因蒸发散热,容易造成体温下降,使机体对氧的消耗增加,加重呼吸窘迫,易发生各种并发症,从而影响生存质量。故对于新生儿第一次沐浴应在体温稳定在正常范围内 2～4 小时后进行,仅将因出生带来的血迹、羊水等污渍擦拭干净即可。沐浴可能增加新生儿的行为和生理不稳定性的风险,建议新生儿的沐浴频次为隔天 1 次。早产儿刚出生时皮下脂肪薄,皮肤表面胎脂多,胎毛多;胎脂是由皮脂腺分泌皮脂和脱落表皮细胞形成,具有保护皮肤、防止感染和保暖的作用,出生后逐渐被皮肤吸收,一般不要特意用水洗去或擦去,否则可能会削弱胎脂对皮肤的保护和保暖功能,又很容易损伤皮肤甚至诱发感染。但如果耳朵后、腋下或其他皱褶处胎脂较厚,可在生后 6 小时后用葵花油或用专门护理皮肤的宝宝皮肤清洁霜轻轻擦去。

二、沐浴方式选择

新生儿在日常护理时注意保持皮肤清洁。护理过程中发现,虽然早产儿盆浴后立即置入婴儿暖箱内保暖,维持体温恒定,但肢体末梢冰冷,体温偏低持续 1～2 小时,容易出现发绀、吸吮力减弱、纳差、体重增长慢等症状,低出生体重儿尤其显著,而床上擦浴时肢体末端无明显冰凉,其余症状不明显。所以在早期应采用床上擦浴法,待体重增加、孕周近足月、病情平稳后给予盆浴。

1. 床上擦浴

室温控制在 24～26℃,理想的水温为 38～40℃,极超低出生体重儿在出生后两周内或存在皮肤破裂的情况下,应使用无菌水擦洗。将温热的灭菌水倒于无菌纱布上,首先擦拭眼睛,由内眦向外眦擦拭,再逐一擦洗干净前额、鼻翼、嘴角及耳郭,之后使早产儿头稍后仰,擦干净颈部,其次为腋下、腹股沟和臀部的皮肤。

2. 盆浴

操作者前臂内侧试水温或将水温计放入盆内。用小浴巾包裹新生儿躯干,护士前臂托住新生儿,将新生儿下肢环抱在腋下,同侧手大拇指和示指夹住耳朵,依次取毛巾蘸水→眼以内眦开始(对侧、近侧)→前额→脸部→头、耳后,清洗头部后迅速擦干→撤下小浴巾,将新生儿躯干置于水中→颈部→腋下、上肢(对侧近侧)→前胸、腹部(注

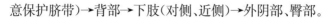

意保护脐带)→背部→下肢(对侧、近侧)→外阴部、臀部。

3. 淋浴

操作者前臂内侧试水温。将新生儿置于沐浴池垫架上,单层小毛巾擦净眼、前额、耳、鼻及面部,用水湿润头发及全身再用婴儿专用沐浴液搓出泡沫,涂在新生儿头、颈、上肢、腋下、躯干、腹股沟、臀部及下肢,用流动水冲净。洗头时须用手掩住新生儿耳孔,防止浴水进入耳内。注意洗净皮肤皱褶处,尤其是男婴的阴囊,女婴的大小阴唇,动作要轻柔。

沐浴后 10 分钟婴儿体温会出现明显下降,因此沐浴后应迅速用干毛巾擦干患儿全身皮肤,再用毛毯包裹,避免蒸发引起热量丧失。

三、沐浴清洁剂的选择

刚出生的足月新生儿的皮肤表面相对碱性,测得的平均 pH 为 6.34,4 天内 pH 下降到平均 4.95。不同胎龄早产儿的皮肤 pH 不同,早产儿在出生后第一天 pH 在 6 以上,第一周逐渐下降至 pH5.5,到出生后 1 个月时下降至 pH5。沐浴及其他的皮肤护理可改变早产儿皮肤的 pH。因此在选择沐浴产品时应注意:首先,选用刺激性最小的清洁剂。传统的含有皂基的固体清洁剂如肥皂呈碱性(pH＞7.0),容易中和皮肤表面酸性外膜、增加角质层肿胀度,从而破坏皮肤屏障功能,导致皮肤干燥而敏感,尤其是在同时应用硬水洗涤的时候,可加重对皮肤屏障损害和刺激作用。已经证明,皮肤 pH 和水硬度与儿童特应性皮炎发生有关。早产儿使用碱性香皂沐浴后需要在 7 天时间内才能重建皮肤表面酸性环境。而使用中性清洁剂仅使皮肤表面 pH 上升 1 单位,且仅有 6% 的新生儿皮肤表面 pH 改变持续时间超过 1 小时,皮肤表面 pH 的上升会导致表皮菌群种类及数量的改变,且皮肤表面最佳的抗菌环境是 pH<5.0。因此,应选择中性或弱酸性(pH5.5~7.0)、温和的不含皂基的清洁皂或液体清洁剂,既不引起皮肤或眼部刺激感,也不破坏皮肤正常 pH。其次,选用含有对新生儿皮肤安全且耐受性强的防腐剂的清洁剂。防腐剂是液体香皂或化妆品中的必需品,可以防止高含水环境中细菌的过度繁殖。但是,防腐剂也是许多过敏性皮炎或接触性皮炎的致病因素。因此,新生儿洗护产品要注意避免添加高致敏性防腐剂,避免选用抗菌皂。由于肥皂本身的硬度,以及抗菌成分对皮肤表面正常定植菌群的影响,可以损伤新生儿脆弱而幼稚的皮肤屏障。总之,新生儿沐浴时应选用不含皂基、致敏性香料和高致敏防腐剂的中性或弱酸性液体洗涤剂。胎龄<32 周的早产儿出生后第一周单独使用温水擦浴,不用清洁剂。胎龄<26 周的早产儿单独使用无菌水沐浴是最好的选择。

四、润肤剂的选择

虽然使用润肤剂可以为新生儿皮肤提供类似的治疗

愈合环境,润肤剂的局部应用也证实了可降低皮炎的发生率,特别是通过降低 TEWL 和改善皮肤完整性,然而,在 NICU 中,预防性应用局部治疗药物会增加新生儿医院获得性感染和凝固酶阴性葡萄球菌(CNS)感染的风险,因此不应常规使用润肤剂。如果需要,使用含有表皮脂质(胆固醇、神经酰胺、棕榈酸酯、亚油酸酯)生理平衡的润肤剂是屏障修复的最佳选择。葵花籽中含有丰富的不饱和脂肪酸、优质蛋白质以及多种微量元素和维生素,可降低表皮水分丧失,改善皮肤状况,甚至能降低极早产儿的死亡率。新生儿皮肤易出现干燥、红斑或皮疹,正确使用护肤品可以保护或改善皮肤屏障功能。皮肤表面使用油剂可以减少经表皮水分的丧失。早产儿皮肤外用葵花籽油,可提高皮肤屏障功能,对防止院内感染有一定的作用。润肤剂最好使用单剂量包装或专用容器,以保持无菌避免皮肤感染。新生儿润肤剂的使用方法:最好在沐浴后 5 分钟内使用,因为湿润皮肤上涂抹润肤剂效果更好。每 12 小时 1 次或按需使用润肤剂,轻柔涂抹于全身皮肤,避免用力摩擦以免损伤新生儿尤其是极低体重新生儿的角质层。

五、沐浴后的护理

在我国,医学领域也愈加关注抚触,有研究人员指出,抚触对早期婴儿的生长发育具有十分理想的促进作用,对于病情较为稳定的新生儿,可对其进行抚触。于擦浴后采用国际标准抚触法,预先用婴儿润肤油润滑双手,按头面部—胸部—腹部—四肢—手足—背部的顺序进行抚触干预。具体操作步骤为:① 第1节面部:沿着婴儿眉弓用双手拇指轻轻抚摸,并向前额发髻逐渐上移;在其上唇用拇指画出一个微笑,同法对下唇按摩;一只手将婴儿头部托住,从起前额发际用另一只手抚向脑后,至耳后停止,另半部换手抚触。② 第2节胸腑部:在两侧季肋下缘胸部的外下方分别放置两手掌,并慢慢滑动至对侧外上方至肩部;从婴儿左髂前上棘用双手指腹依次从腹部滑向右髂前上棘,按顺时针滑动,脐部注意避开。③ 第3节四肢:从上到下达腕部,双手交替轻轻挤捏上肢,从近至远用手掌侧面进行抚触,从手掌面一次经两手拇指指腹推向指端,并对手部各关节进行提捏,以上肢相同方法抚触下肢。④ 第4节背部:用大拇指指腹以脊柱为中心按摩至两侧,并对脊背肌用食指和中指轻抚下滑,最后对臀部用手心按摩。确保动作轻柔并力度适中,每个部位动作各5次,共5~10分钟。在为早产儿进行抚触期间,可以为其播放胎教有关的音乐,音量设定50 dB,单次10分钟;如果早产儿出现了吵闹、烦躁,应马上暂停。抚触完毕可给早产儿穿上一棉质薄上衣,增加患儿的安全感。通过对暖箱内温湿度的调节,首先可对早产儿机体水分蒸发情况起到较好的改善作用,并通过皮肤组织的吸收作用,对空气中的水分加以吸收利用,纠正早产儿体内水分流失情况;其次,可对暖箱内温度起到一定的物理降温作用,破坏高温菌群在暖箱内的生存繁殖条件,降低感染风险,进一步促进早产儿的生长发育。所以,通过对早产儿开展暖箱温湿度护理,可对其出生后身体的生长发育起到促进作用,可在较短时间内使其体征恢复正常。沐浴后可视情况进行袋鼠式护理。

(熊小云 顾赛霞)

第五节 皮肤消毒剂的选择与应用

消毒皮肤能直接有效地阻断外界微生物的侵入。临床各种治疗、诊断均需皮肤消毒;皮肤消毒是否有效取决于消毒剂的高效性,因此合理选择、使用高效的皮肤消毒剂,对保障患儿安全,提高医疗护理质量至关重要,是控制感染的重要环节。消毒的成功与否直接影响着治疗质量。

新生儿重症监护病房的患儿,特别是极超低出生体重儿($<1\,000\,g$),更容易受到院内感染的威胁,这是由于先天宿主防御机制差、住院时间长和多种侵入性干预。中心静脉导管相关性血流感染(CRBSI)是新生儿重症监护病房(neonatal intensive care unit,NICU)中最常见且最危险的院内感染之一。中心静脉导管(CVC)置入部位皮肤菌群密度是 CRBSI 的主要危险因素。因此,CVC置入前有效的皮肤消毒对预防 CRBSI 至关重要。儿童和成人适当的皮肤消毒剂使用有明确的建议,但这不适用

于新生儿。

一、葡萄糖酸氯己定

葡萄糖酸氯己定(CHG)为双胍类化学剂,对革兰阴性菌和阳性菌均有较强的杀灭作用,尤其对革兰阳性菌作用强,并且对皮肤无刺激性。连续消毒两次,每次10秒或擦拭1次30秒,消毒效果优于擦拭消毒1次10秒。

CHG可破坏细菌细胞膜,高浓度时可引起细胞内细菌成分和细胞质的凝固,具有广谱杀菌活性,也能杀死酵母菌,但对支原体和二孢原体无效。CHG对耐药微生物也有效,包括耐甲氧西林金黄色葡萄球菌、耐万古霉素肠球菌以及各种链球菌和假单胞菌。CHG的优越性部分与其消毒后存留于皮肤延长其半衰期有关。其广泛的抗菌活性和局部使用寿命使其适用于侵入性手术前的皮肤消毒,在静脉穿刺、中心静脉置管、足跟采血、留置脐动脉及脐静脉导管、留置胸腔引流管等侵入性操作前使用有效的消毒液可减少菌血症、败血症的发生,CHG是侵入性操作前消毒皮肤的首选。单独使用CHG未发现有毒性作用,极少有过敏反应。

新生儿0.5%葡萄糖酸氯己定在减少导管留置期间导管细菌定植方面效果优于10%聚维酮碘。2%葡萄糖酸氯己定与10%聚维酮碘和70%乙醇相比,可减少导管相关性血流感染的发生率。使用2%的葡萄糖酸钠氯己定(含70%乙醇)和10%的聚维酮碘在减少血液培养污染方面具有相似的效果,它们的耐受性都很好。

一项研究在常规护理基础上应用 0.5% 葡萄糖酸氯己定醇对穿刺点周围皮肤消毒 1 分钟后蘸取 0.3 ml 生理盐水除去葡萄糖酸氯己定醇,再用水胶体敷料固定穿刺点,比较两组患儿 PICC 导管穿刺点部位皮肤损伤发生情况,结果研究组皮肤总损伤率显著低于对照组。

CHG 可通过外用吸收,研究尚未确定 CHG 对足月新生儿有任何神经毒性作用,但对新生儿的潜在影响仍不清楚。目前有三项研究表明,在 17 名胎龄不足 32 周的早产儿中,经水或乙醇性 CHG 局部消毒后,可全身吸收 CHG;早产儿与足月儿相比,血清 CHG 浓度更高。血清 CHG 浓度升高的安全性和临床意义仍有待确定。体外研究表明,直接暴露后,CHG 对多种细胞系产生毒性,以及对人淋巴细胞有剂量依赖性基因毒性和细胞毒性作用。

来自加拿大各省的调查,葡萄糖酸钠氯己定(含/不含乙醇)是使用最多的消毒液,也是报告不良反应(皮肤烧伤/损伤)最多的消毒液。

虽单独使用 CHG 是一种有效的局部消毒剂,似乎是一种更安全的替代品,但在早产儿中使用仍有潜在的安全问题,需要进一步评估。

二、10% 聚维酮碘

聚维酮碘是由碘、碘化钾作为载体和助溶剂的聚醇醚或聚维酮络合制成的不定型络合物,能穿透细菌细胞,引起细胞蛋白质、核苷酸和脂肪酸的变性,杀灭细菌繁殖体、结核杆菌、真菌和病毒,但不能杀灭细菌芽孢。适用于皮肤、黏膜的消毒,具有中效、速效的杀菌作用,低毒,对皮肤无刺激,黄染较轻。易溶于水,兼有消毒、洗净两种作用。10%聚维酮碘的皮肤消毒效果明显优于乙醇,在减少导管置入前皮肤表面细菌计数方面与氯己定效果相同,但在减少留置期间导管细菌定植方面效果不如氯己定。其最低抑菌浓度(MIC)和作用时间因宿主特性、机体类型和制剂而异。

在围产期使用碘化皮肤消毒剂可导致新生儿显著的碘过量和严重的短暂性甲状腺功能减退症。应尽可能减少新生儿碘暴露并且在暴露的情况下,应常规测量促甲状腺激素水平。对于皮肤渗透性高且甲状腺未成熟的早产尤其如此。因而碘仅能作为侵入性操作前消毒皮肤的次选消毒剂,且消毒后最好用无菌生理盐水去除表面残留的碘。

三、乙醇

乙醇为中效消毒剂,主要通过使细菌菌体蛋白质凝固并脱水杀灭细菌繁殖体、结核杆菌及大多数真菌和病毒,但不能杀灭细菌芽孢,浓度为60%~80%时,杀菌效果最强,浓度低于50%时仅有抑菌作用。具有中效、速效的杀菌作用,无毒、无刺激,但消毒效果不如氯己定和聚维酮碘。当在闭塞的皮肤上用作局部消毒剂时,它可能导致新生儿出血性坏死。此外,任何皮肤清洁液中的乙醇含量都可能导致皮肤灼伤,尤其是婴儿的皮肤灼伤。新生儿应避免使用含乙醇的皮肤清洁液。

一项研究使用洗必泰、乙醇和干燥法脐部护理,对比断脐时间,洗必泰组比其他两组脐带分离时间更长,乙醇比干性护理稍微延长脐带分离时间。另一项研究采用乙醇和洗必泰消毒脐带,并做脐带拭子培养,接受乙醇护理的新生儿第5天感染阳性增长36.7%,而接受洗必泰护理的新生儿仅为6.7%。

另外,乙醇类消毒剂也被广泛应用,但缺乏安全性数据,也没有试验证据表明乙醇性 CHG 溶液在预防新生儿 CRBSI 方面比水性 CHG 溶液更有效。

四、0.5%碘伏

相对于2%碘酊及75%乙醇脱碘消毒法,以0.5%碘伏为消毒剂可以有效降低极低出生体重儿 PICC 相关皮肤损伤的发生。

碘伏是碘与聚乙烯吡咯烷酮和聚醇醚类表面活性剂形成的复合物,其中有80%~90%的结合碘可解聚成游离碘,通过卤化菌体蛋白质、体酶使其失去活性,导致微生物死亡而发挥杀菌效力,对病毒、细菌、真菌、霉菌孢子、芽孢、原虫都有较强的杀灭作用,无须乙醇脱碘,对皮肤刺激性小,毒性低。采用0.5%碘伏消毒液及规范的消毒方法均能达到有效的消毒效果,减少消毒剂对极超低

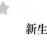

出生体质重儿皮肤不良刺激。

五、过氧化氢(双氧水)

过氧化氢具有氧化还原作用而具有杀菌效果,特别对厌氧芽孢杆菌杀灭效果特别好。过氧化氢对伤口有强刺激性,多用于有黄白色坏死组织的伤口清创,对于新鲜的红色创面不建议使用,避免造成伤口感染。

(顾赛霞)

第六节 湿疹的预防与处理

新生儿湿疹是一种常见的、由内外因素引起的一种过敏性皮肤炎症,好发于头面部。临床表现为剧烈瘙痒伴皮肤红肿、糜烂、渗出和丘疹,急、慢性期重叠交替,病因常常难以确定。皮损具有多形性、对称性、瘙痒和易反复发作等特点。患儿常常烦躁不安,哭闹明显,影响正常发育及健康。湿疹的病变在表皮,预后不留瘢痕。婴儿湿疹往往是过敏过程的早期表现,随着年龄的增长和免疫平衡的完善,湿疹可逐渐改善,但继而会出现支气管哮喘、过敏性鼻炎等过敏性疾病。

一、病因

影响婴儿湿疹发病率的主要有饮食、遗传、外界环境因素等,可能由众多因素共同引起。父母亲的过敏体质、家族遗传史、婴儿的补充营养情况、母亲在哺乳期食用海鲜都与婴儿湿疹有关。而早产儿皮肤发育不完善,毛细血管丰富,内含水及氯化钠丰富,对各种刺激因素比较敏感,更容易发生过敏。

二、护理

(一)环境

湿疹的发生受环境因素影响。研究发现,环境高温、低温均会增加湿疹的发病率,有研究观察到保持室内20~22℃的温度、60%~70%的湿度对湿疹的消除有一定作用。新生儿皮肤薄且娇嫩,表皮是单层细胞,其中胶原蛋白少,水及氧化物丰富,毛细血管网丰富,一定的温湿度下可通过改善皮肤屏障功能、局部免疫从而促进湿疹的消除。研究发现一年四季气温变化对婴儿湿疹的影响也存在变化,且湿疹容易反复。

(二)衣物护理

每日均需要使用温水对湿疹部位进行皮肤清洁,不适用刺激性清洁剂。使用柔和、清洁的软棉衣物,衣物、床单、被褥等以棉布为主,给新生儿着适量宽松衣服,避免捂热加重湿疹。

(三)皮肤护理

保持新生儿皮肤清洁,避免刺激患部,勿用碱性肥皂洗患部,否则会加重湿疹。早产儿可选择无菌水进行面部及全身皮肤的清洁。手指要保持清洁,剪短指甲或戴棉质手套,避免用手抓破湿疹处皮肤导致继发感染。不必每日给患儿皮肤进行清洗,但要特别注意患儿皮肤褶皱处的清洗,给患儿使用不含碱性的沐浴剂。洗澡时,要将沐浴剂清洗干净,避免残留。沐浴后要用婴儿专用保湿膏进行护肤。

(四)母乳喂养

提倡母乳喂养,在新生儿喂养中提倡纯母乳喂养。早期婴儿消化器官发育尚未成熟,而母乳中含丰富的溶菌酶、补体、细胞因子,可促进婴儿免疫系统的成熟,明显降低婴儿湿疹复发。在母乳喂养期间,如宝宝出现湿疹,母亲应暂停进食鱼虾等海鲜产品、蛋类食物。对于人工喂养的湿疹患儿,指导父母最好使用适度水解蛋白配方奶,包括适度水解蛋白奶粉、深度水解蛋白奶粉、氨基酸奶粉等。一方面,适度水解蛋白配方奶经过水解工艺将致敏的牛奶蛋白转变为低敏的小分子蛋白,从而降低婴儿湿疹的发生;另一方面,适度水解蛋白配方奶中添加的益生菌可帮助调节湿疹患儿的肠道菌群,预防湿疹。

(五)过敏原

过敏原的确定是脱敏治疗和过敏性疾病针对性预防的基础。新生儿过敏原检测对婴儿特应性疾病的早期干预非常重要。过敏原的及早发现对新生儿喂养方案的调整及防止特应性疾病的发生具有重要意义,还可降低未来特应性疾病的发生风险。新生儿最主要的过敏原为牛奶,对患有湿疹的新生儿,应考虑进行总 IgE 和牛奶 sIgE 检测,一旦明确过敏原,除采用药物对症治疗外,还应进行喂养指导和随访。

（顾赛霞）

参考文献

［1］张玉侠.实用新生儿护理学(第 1 版)［M］.北京：人民卫生出版社,2015.

［2］邵肖梅,叶鸿瑁,丘小汕.实用新生儿学(第 4 版)［M］.北京：人民卫生出版社,2011：874.

［3］DEANNA E, JOHNSON. Extermely preterm infant skin care ［J］. Advances in Neonatal Care, 2016, 16(5S)：26 - 32.

［4］吴本清.新生儿危重症监护诊疗与护理［M］.北京：人民卫生出版社,2014.

［5］季福婷,张玉侠,胡晓静,等.初乳口腔滴注对极低出生体重儿喂养状况的效果研究［J］.中华护理杂志,2016,5(10)1157 - 1160.

［6］李育梅,潘迎洁,陈赢赢,等.超低出生体重早产儿机械通气早期口腔滴注初乳的效果研究［J］.中华护理杂志,2020,55(6)：884 - 888.

［7］王蓓珺,胡晓静.提高早产儿皮肤屏障功能护理研究［J］.护理研究,2011(23)：2073 - 2075.

［8］Neonatal skin care (third edition-based clinical practice guideline) ［M］. AWHOMM, 2013.

［9］RODRIGUEZ NA, MEIER PP, GROER MW, et al. Oropharyngeal administration of colostrum to extremely low birthweight infants. Theoretical per［J］. Perinatol, 2009, 29(1)：1 - 7.

［10］李秋芳,王华,柳珍月,等.极低和超低出生体重儿舌下黏膜涂抹亲母初乳的免疫效果研究［J］.中华护理杂志,2018,53

(12)：1424 - 1428.

[11] 张学颖,张晓翠,何彩云,等.母乳联合碳酸氢钠口腔护理预防新生儿呼吸机相关肺炎的效果观察[J].天津护理,2020,28(5)：605 - 608.

[12] 李小寒,尚少梅.基础护理学(第四版)[M].北京：人民卫生出版社,2006：67 - 68.

[13] 奚小萍.两种口腔护理溶液用于新生儿口腔护理效果观察[J].临床合理用药,2011,4(28)：103.

[14] 郭舒文,谢丽琴,陈开珠,等.双氧水联合碳酸氢钠口腔护理对预防新生儿呼吸机相关性肺炎的效果研究[J].中华护理杂志,2017,52(06)：645 - 648.

[15] VENNILA PONNUSAMY, VIDHEYA VENKATESH, PAUL CLARKE. Skin antisepsis in the neonate：what should we use? [J]. Wolters Kluwer Health, 2014, 27(3)：244 - 250.

[16] 单春剑,刘颖.生理盐水清洁脐部自然干燥法与乙醇消毒脐部的效果比较[J].护理管理杂志,2016(7)：523 - 524.

[17] AL FORDYCE, LL TIMMS, KJ STALDER, et al. Short communication：The effect of novel antiseptic compounds on umbilical cord healing and incidence of infection in dairy calves [J]. Journal of Dairy Science, 2018, (Spec).

[18] CAI JINQUAN, WU WEIZHEN, TAN JIANMING, et al. Umbilical Cord Mesenchymal Stromal Cell With Autologous Bone Marrow Cell Transplantation in Established Type 1 Diabetes：A Pilot Randomized Controlled Open-Label Clinical Study to Assess Safety and Impact on Insulin Secretion[J]. Diabetes care, 2016, 39(1)：149 - 157.

[19] MILAN P, BROUKI, LOTFIBAKHSHAIESH N., et al. Accelerated wound healing in a diabetic rat model using decellularized dermal matrix and human umbilical cord perivascular cells[J]. Acta Biomaterialia, 2016(45)：234 - 246.

[20] STEWART DAN, BENITZ WILLIAM. Umbilical Cord Care

in the Newborn Infant[J]. Pediatrics：Official Publication of the American Academy of Pediatrics，2016，138(3)：2016 - 2149.

[21] 史玲美.脐带自然脱落法效果观察[J].护理研究,2006,(20). 1836 - 1837.

[22] 王远香.品管圈在降低 NICU 新生儿红臀发生率中的作用[J]. 中国继续医学教育,2020,12(6)：185 - 187.

[23] 童千红,蔡榕,李芳.极低出生体质量儿 PICC 相关皮肤损伤 0.5%碘伏应用效果观察[J].护理学报,2017,24(11)： 54 - 55.

[24] PENGPIS P. Randomized Controlled Trial Comparing Efficacy and Safety of 2% Chlorhexidine Gluconate in 70% Alcohol versus 10% Povidone Iodine in Performing Neonatal Blood Culture [J]. Thammasat Medical Journal, 2020, 20(1)：30 - 39.

[25] 高利辉,宋春艳,曹艳芳.改良皮肤消毒固定法在极低出生体重儿 PICC 穿刺中的应用[J].护理实践与研究,2020,17(14)： 136 - 138.

[26] MCCORD, HELEN, ELISE FIELDHOUSE, et al. Current practices of antiseptic use in Canadian neonatal intensive care units[J]. American journal of perinatology, 2019, 36(02)： 141 - 147.

[27] KINANU, LUCY, MARGARET, et al. Effects of Different Topical Umbilical Cord Care Practices on Cord Separation Time among Neonates in Nakuru County Hospital[J]. Journal of Nursing Care & Reports, 2020, 1(1)：1 - 7.

[28] BASIOUNY, NEHAD SABRY MAHMOUD, et al. Effect of Three Selected Antiseptic Solutions on Umbilical Cord Infection among Neonates[J]. International Journal of Novel Research in Healthcare and Nursing, 2019, 1(6)：543 - 552.

第三章

新生儿医源性皮肤损伤的护理

第一节　医源性皮肤损伤概述

一、定义

医源性皮肤损伤是由于医疗活动中操作不当或仪器故障所造成的与原发病无关的皮肤损伤，主要表现为皮肤发红、表皮破损、角质层缺失、压力性损伤等。随着围产专业技术的发展与进步，越来越多的极低出生体重儿及超低出生体重儿被救治存活。在救治过程中因为极低出生体重儿的皮肤柔嫩，角质层薄，过频的刺激、较强的皮肤消毒、撕揭胶布等都可以造成皮肤受损，导致新生儿皮肤完整性被破坏，一旦皮肤损伤易发生感染及败血症，并导致永久性瘢痕和功能异常。

二、高危因素

（一）机械性损伤

危重新生儿尤其是极超低出生体重儿病情危重，呼吸机辅助呼吸、高频振荡通气以及各种有创操作频繁,容易出现机械性损伤。主要包括撕揭胶布及敷贴、各类管道压伤、自己抓伤、探头固定时引起的各种部位的皮肤损伤。

（二）药物性损伤

静脉治疗技术是一项基本且应用广泛的临床实践技能,随着临床静疗技术多途径、多样化应用,其复杂性和风险也日益增加。在新生儿的抢救与治疗中,由于患儿的胎龄小、体重低、病情重或所需疗程长,且出生不久的新生儿皮肤薄,常伴水肿,血管细、通透性大等特点,更容易发生静脉炎、内渗、外渗而导致皮肤损伤。输液渗漏后表现为局部皮肤发红、水肿、发白或水疱,严重时出现溃疡,多发生在输注脂肪乳、脂溶性维生素、多巴胺等药物时。

（三）医护人员因素

医护人员对新生儿皮肤损伤的相关因素认识不足,护士操作欠规范、巡视内容不完善等。新生儿科护士应当具备较高的责任意识与风险意识,有预见性地开展各项护理操作,加强各个环节的质量控制,提高自身警惕性,避免因个人操作或责任心不强发生医源性皮肤损伤。

三、现状

在 NICU 救治的新生儿,特别是因皮肤薄嫩、水肿、皮下脂肪少、治疗操作多,容易发生皮肤损伤。由于新生儿皮肤结构的特点,一旦皮肤损伤易发生感染及败血症,特殊部位的损伤还会引起功能障碍、毁容。随着法制的健全,法律知识的普及,患儿父母的维权意识越来越强,由此而引发的医患纠纷越来越多。因此,危重症新生儿医源性皮肤损伤的问题越来越受到重视。

新生儿医源性皮肤损伤的发生与出生体重、孕周及住院天数有密切的关系。皮肤护理及伤口管理在新生儿中是相当复杂的,并且在新生儿护理中对从业者提出了一个巨大的挑战。新生儿的大部分损伤都是医源性的,最近的一项研究表明,大多数(83%)的医源性事件是可以预防的。

国外的研究报道显示 NICU 医源性皮肤损伤的发生率约 16.5%。在国内,相关研究报道 NICU 医源性皮肤损伤的发生率为 15.1%。

在新生儿中出现伤口的发生率相当高,并且会引起相当严重的问题。由于皮肤的解剖和生理差异,成人伤口护理的临床实践不能直接应用于新生儿。基于证据的新生儿伤口护理实践的指导是非常有限的,部分原因在于对这一人群进行临床研究的伦理问题。为了在新生儿中安全使用合适的敷料、药物和辅助治疗,为了获得循证数据和建立可靠的实用指南,需要对伤口管理进行进一步的调查和研究,以研究出适合降低新生儿医源性皮损损伤发生率的方法,进一步保证新生儿皮肤的完整性,促进新生儿康复。

四、原因及分类

（一）粘贴所致的皮肤损伤

主要是一般的纸胶粘贴时间长，特别是辐射床、蓝光箱、保暖箱内的患儿，加热后胶布的黏性增加，胶布撕下时动作粗暴等引起。心电监护时电极、经皮测氧饱和度粘贴易使新生儿皮肤过敏，轻者皮肤发红，重者形成小水疱。

（二）留置针的透明敷贴引起皮肤完整性受损

静脉留置针在危重新生儿中的广泛应用，增加了新生儿皮肤完整性受损的风险。敷贴中的黏胶含有乳胶颗粒，由于新生儿皮肤的特点，易引起过敏发生；穿刺消毒液复合碘未彻底干燥即粘贴敷贴，更易引起过敏发生；粘贴敷料的方法不正确，粘贴敷料时，若将敷料绷紧，先贴于皮肤的一部分，再贴剩余的部分，就会引起敷贴下皮肤张力的改变，在外力的作用下，更易导致张力性损伤。

（三）药物外渗所致的皮肤损伤

根据临床观察，在静脉滴注脂肪乳剂外渗时，局部皮肤不红肿，但有白色颗粒状沉积物稍突出表面；苯巴比妥静脉外渗皮肤会出现苍白或微红、青紫、丘疹、水疱、紫黑色甚至溃烂；如使用20％甘露醇、10％葡萄糖酸钙、氯化钾、抗生素、抗病毒类药物、能量合剂和多巴胺等药物外渗所致皮肤损伤时,若为轻度炎性改变可出现局部组织出现大片红肿、胀痛、沿血管出现条索状的红线;若为重度可出现局部皮肤苍白继而出现水疱,更严重者皮肤直接由红变为紫黑色,形成溃疡。

（四）皮肤受压所致的皮肤损伤

新生儿其表皮角化层很薄,易于脱皮,表皮与真皮之间基底膜的结缔组织和弹力纤维发育不良,基底膜细嫩而疏松,皮肤屏障作用弱,当受外界不良刺激作用后易导致皮肤损害。使用改良鼻塞持续气道正压通气,鼻塞对鼻中隔的压伤;使用经鼻气管插管,气管插管对鼻中隔的压伤;使用静脉留置针,肝素帽对皮肤的压伤等。

（五）烫伤

抢救台感温探头脱落或不贴紧皮肤,没有及时发现致烫伤;沐浴用水或热水袋、暖箱、蓝光箱、烤灯使用不当引起烫伤等。

新生儿的皮肤因缺乏角质层,极易发生医源性皮肤损伤,但是通过护理干预,新生儿的医源性皮肤损伤是可以预防的。早产儿由于存在或在极端情况下缺乏角质层,所以对出生不到28周的早产儿的皮肤护理应与伤口护理相似,使得早产儿有足够的时间来发展皮肤屏障功能。

尽管新生儿护理在过去50年中随着新生儿重症监护技术的显著变化变得越来越细致,但医源性皮肤损伤仍在继续发生。国外研究报告,出生<30周或出生体

重<1 500 g 的患儿发生鼻部破损的风险最高,发生率可达 20%～100%。国外最近的一项研究发现皮肤损伤主要危险因素是低出生体重、胎龄、住院时间、中心静脉留置、机械通气和持续气道正压支持。24～27 周孕龄的医源性皮肤损伤事件发生率为 57%,而足月儿仅为 3%。患儿出生体重及孕周越小、住院时间越长越容易发生医源性皮肤损伤。这与超低、极低出生体重儿的皮肤特点、各脏器均未发育成熟有关。极低出生体重儿的皮肤发育不全,角质层<3 层;真皮层和表皮层之间连接不紧密、胶原蛋白较少、皮肤的弹性小使极低出生体重儿早期容易出现组织水肿,更容易产生摩擦,若操作不当或不重视皮肤保护容易出现医源性皮肤损伤。因此,新生儿医学和护理专家必须尽一切努力识别损伤,防止其在新生儿重症监护病房发生,应采用集束化的最新皮肤护理措施,加强对医护人员操作的规范化培训,并增强意识、加强巡视等,以更好地降低患儿医源性皮肤损伤的发生。

在临床工作中,应加强护理人员的职业道德和业务学习,使护士从思想上重视医源性皮肤损伤,加强防范意识,督促护理人员严格执行操作流程,做到预见性护理,并加强对操作环节的质量控制,同时根据患儿的出生体重以及住院天数进行针对性的护理,预防患儿医源性皮肤损伤的发生。

(杨童玲)

第二节　尿布皮炎的预防与护理

新生儿红臀也称尿布皮炎,是新生儿的一种常见和多发的皮肤损害性疾病,表现为肛周、会阴部和腹股沟皮肤潮红、糜烂、溃疡,伴散在红色斑丘疹或脓点及分泌物,由于臀部长期受到潮湿及尿便刺激所导致。据有关报道,新生儿尿布皮炎的发生率为14.1%,有腹泻的新生儿发生率更高。

一、原因

（一）机体因素

极超低出生体重儿的皮肤比足月儿薄,超低出生体重儿甚至出现皮肤透明或凝胶状。不成熟的角质层使得皮肤发红。早产儿机体免疫水平低,对周围环境较敏感,局部区域的皮肤长时间受尿便的刺激,皮肤表面及粪便中的细菌分解尿液中的尿素,产生大量的氨,浸泡和刺激皮肤。尿布包裹下,形成潮湿而密闭的环境,加重对皮肤的刺激。尿布包裹区域的皮肤pH约为6,这是造成尿布皮炎的一个危险因素。

（二）大便次数增多

大便次数增多时,稀便中会有较多的脂肪,液体及变形杆菌和微生物均可诱发皮炎,继发细菌真菌感染。新生儿臀部长时间处于湿热状态,导致肛周及尿布接触部位发红、糜烂、渗液。当小便遇到粪便时,粪便微生物中的脲酶会产生氨。pH 的增加可以使粪便蛋白酶和脂肪酶重新活化,并随后降解角质层的蛋白质和脂质。这会导致皮肤破裂和屏障功能受损。此外,皮肤酸性 pH 的改变促使微生物生长,包括白色念珠菌、金黄色葡萄球菌和链球菌,这些都是发生尿布皮炎的原因。

（三）尿布因素

长期使用不透气的纸尿布或劣质尿布,尿布质地粗糙、质硬,都对新生儿的皮肤造成直接伤害。另外,尿布中的染料是引起尿布皮炎的敏感因素。便后使用湿纸巾擦拭臀部者比使用棉布擦拭者尿布皮炎发生率明显降低。由于湿纸巾能有效地清洁皮肤,并在皮肤表面留下一层滋润保护膜,起到了减少局部皮肤刺激的作用。

（四）喂养因素

纯母乳喂养的新生儿较配方奶喂养和混合喂养的在新生儿患尿布皮炎的机会要小。这与母乳喂养儿的尿液和粪便中的 pH 偏酸性有关。配方奶喂养的新生儿粪便中 pH 为碱性,易使病菌繁殖,而且大便中的消化酶在碱性环境中被活化,进一步刺激皮肤引起尿布皮炎。

（五）治疗因素

蓝光照射治疗新生儿高胆红素血症,较常见的一种不良反应是腹泻,大便稀薄呈绿色,每日 4～5 次,主要由于光疗分解产物经肠道排出时,刺激肠壁引起肠蠕动增加所致。因此光疗时大便次数增多,粪便稀薄,导致尿布

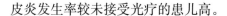

皮炎发生率较未接受光疗的患儿高。

（六）护理不当

未及时更换尿布，衣服包裹太多，使皮肤褶皱处及尿布接触部位受汗液及大小便的刺激，让皮肤长期处于潮湿的环境中。促使皮肤水化导致表皮浸润，表皮屏障功能破坏给细菌滋生创造了条件，粪便中的碱性成分及尿液中的氨，在皮肤损伤的基础上刺激皮肤加重炎性反应。另外，换尿布时清洗或擦拭臀部用力过大，也可造成皮肤损伤。

二、临床表现

尿布皮炎发生在尿布包裹的部位，如臀部、会阴、阴囊、大腿内侧、腹股沟等处，轻症表现为皮肤血管充血，臀部皮肤发红粗糙、表面干燥，严重者会有明显的皮肤糜烂、有渗出液，还伴有红色丘疹水疱，可发生皮肤出血、破溃，并可导致继发感染，引起败血症。

尿布皮炎可根据皮肤损害程度分为轻度、中度、重度、真菌感染。

（1）轻度：局部皮肤潮红伴有少量皮疹，范围小，无破损。

（2）中度：皮肤红，范围大，皮疹破溃并伴有脱皮。

（3）重度：皮肤红，范围广，伴皮疹，皮肤发生较大面积的糜烂和表皮剥脱及渗液。

（4）真菌感染：表现为点状红疹伴脓疱，呈卫星分布，可延伸至腹股沟与皱褶处皮肤。

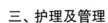

三、护理及管理

（一）做好基础护理

保持新生儿皮肤清洁干燥,每次换尿布用温水洗净臀部或用柔湿巾擦净臀部,避免用肥皂和热水烫洗,避免使用含有乙醇的湿巾,待皮肤干燥后换上干净的尿布;若使用非一次性尿布,必须清洗干净,以减少对皮肤的刺激。接触新生儿前后洗净双手,防止交叉感染。新生儿病房可使用湿纸巾擦拭婴儿臀部,循证实践指南建议使用柔软的布或不含乙醇和洗涤剂的湿巾擦拭臀部较好,婴儿湿巾可提供 pH 缓冲。待干燥后使用高吸收性尿布并及时更换(每 1~3 小时 1 次),可以根据条件选择性使用液体敷料、润肤剂、软膏类的具有屏障作用的护肤产品。尿布性皮炎通常与腹泻有关,因此治疗大便异常的根本原因很重要。增加尿布更换及皮肤清洗的频率可避免皮肤与粪便和尿液的长时间接触。

新生儿臀部表面如有干燥的大便,用湿纸巾难以擦除时,可用中性洁肤液清洗皮肤表面,或使用葵花籽油等含有不饱和脂肪酸、亚油酸、亚麻酸的油剂清除干燥的大便后,再用湿纸巾将臀部皮肤擦洗干净。

（二）勤换尿布

每次大小便后均需要换尿布,选用质地柔软,透气性好,吸水性好的尿布,必须大小合适,包裹时松紧适宜。建议:每 1~3 小时更换 1 次,有大便时立即更换。对于

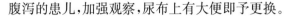

腹泻的患儿,加强观察,尿布上有大便即予更换。

（三）观察病情

对腹泻、光疗等新生儿要及时观察患儿的病情变化,并记录尿布皮炎的进展和消退情况以及大便的次数,性状和颜色。

（四）饮食护理

奶具严格消毒,奶温保持适宜,尽量母乳喂养。腹泻和乳糖不耐受的新生儿,可给予去乳糖奶粉,必要时加用肠道收敛药物如蒙脱石散剂等。

（五）局部氧疗

温暖的氧气吹入能促进皮炎部位的皮肤干燥,局部血管扩张,促进局部血供,能增加局部组织的供氧,在创面形成一定的高氧环境,氧化分解坏死组织,加快正常组织细胞氧和,提高新陈代谢,有利于创面修复,同时杀灭尿布皮炎部位的厌氧菌,加快尿布皮炎的愈合。

若发生中重度尿布皮炎时,每次更换尿布用清水洗净臀部后,用没有湿化的氧气吹臀部。氧流量为每分钟 5～6 L,每次 5～10 分钟,吹氧时间一般以患儿臀红处的皮肤干燥,无渗液为止。每次吹氧时要注意保暖,避免着凉。氧疗时氧气管距离皮肤 0.5～1 cm,建议使用未经湿化的纯氧直吹臀部。

（六）药物治疗

1. 皮肤保护膜

保护膜是临床上预防和护理尿布皮炎较为有效的一

种液体敷料。液体敷料能在皮肤表面形成一层无色、防水、防摩擦的保护膜，使皮肤和外界刺激物有效隔离，从而避免对破损皮肤的化学刺激和物理摩擦，避免细菌感染，保护皮肤的完整性，促进受损皮肤的愈合。同时，保护膜具有透气性，膜下的水分和二氧化碳能通过保护膜挥发，改善皮肤潮湿状态，有效控制皮肤炎症的进展。使用前将患儿的臀部清洗干净，用保护膜在距患处 5～10 cm 处按压喷嘴，使药液完全覆盖患处，待干 30 秒后包裹尿布。

2. 造口护肤粉

造口护肤粉能在皮肤表面形成一层天然保护屏障，阻隔汗渍、尿液等对皮肤的刺激，并能有效吸收排泄物，保持皮肤的干燥。当有严重尿布皮炎时可将护肤粉直接洒在臀部皮肤的创面上，将粉均匀抹开抹平，再用皮肤保护膜喷洒。使皮肤表面形成两层皮肤保护屏障，造口护肤粉具有良好的收敛能力，使皮肤保持干燥，加上皮肤保护膜的防水保护层，更有效地阻隔了尿便对皮肤的刺激，加速了尿布皮炎的愈合。

3. 润肤油

植物性润肤油含有丰富的不饱和脂肪酸，能诱导血管扩张，促进皮肤微循环，在局部皮肤喷洒后，能改善受损皮肤的微循环，并可形成脂质保护膜，防止水分流失，防止尿液、汗液等对皮肤的浸渍，加速表面细胞更新，增加局部组织的抵抗力，对抗摩擦力，保护风险区域皮肤，

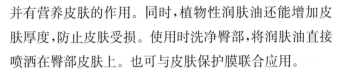

并有营养皮肤的作用。同时,植物性润肤油还能增加皮肤厚度,防止皮肤受损。使用时洗净臀部,将润肤油直接喷洒在臀部皮肤上。也可与皮肤保护膜联合应用。

4. 维生素类

脂溶性维生素 AD 和维生素 E 这两种维生素均能在新生儿臀部皮肤上形成一层保护膜,能促进细胞间质中黏多糖合成的功能,从而保持上皮细胞的完整性。维生素 AD 能增加患儿的细胞和体液免疫功能,增强上皮和黏膜的抵抗力,发挥预防感染的作用。加速病变组织的修复,可加快破损皮肤的愈合,阻断破损皮肤向尿布皮炎的转变,发挥预防尿布皮炎的作用。维生素 E 是一种非特异性的抗氧化剂,具有维持酶活性,增加线粒体和生物膜的功能,维持组织正常新陈代谢,增强上皮组织的柔韧性,降低组织受损的可能性。调节组织的内呼吸功能,可促进局部组织细胞的功能恢复,从而发挥预防尿布皮炎的作用。

5. 抗真菌药物和抗生素药膏

对于真菌感染引起的尿布皮疹可用抗真菌药膏涂臀,每日 2～3 次。臀部有湿疹时可涂含激素类适合新生儿使用的药膏进行涂抹。另外,抗生素和抗真菌药联合使用对治疗感染导致的尿布皮炎效果显著。换尿布时将药膏用棉签轻轻涂于患处,每日 2～3 次。

(七) 不同分度尿布皮炎的处理

国内外对新生儿尿布皮炎的护理方案较多,方法不一,缺少系统全面的护理流程,缺乏同质化的更换尿布及处理尿布皮炎的护理流程。因此,对不同分度的尿布皮炎处理应制定规范化的护理流程,并对护理人员加以培训和考核,可提高护理人员对尿布皮炎的重视度和处理的正确性及规范性。

无尿布皮炎患儿的皮肤护理目标是防止皮肤受损,在更换尿布进行臀部护理时涂护臀膏,如凡士林。

无尿布皮炎但是有皮肤破裂高风险的患儿(如短肠综合征患儿)护理目标是防止皮肤破损,并提供保护屏障。其护理措施是涂护臀膏加凡士林,涂护臀膏是"按压"而不是"抹"。厚涂凡士林在护臀膏上,凡士林可防止护臀膏粘在尿布上;更换尿布时,只需去除大便,可保留凡士林和护臀膏。如果患儿皮肤暴露,可清洗干净,先涂护臀膏再厚涂凡士林,如果患儿护臀膏暴露,则需更换凡士林。

轻度尿布皮炎无念珠菌感染的护理目标是防止皮肤破损,并提供屏障。其护理措施是厚涂护臀膏,护臀膏可选择含芦荟、维生素 E、锌氧化物等的种类。

中度/重度尿布皮炎无念珠菌感染的护理目标是防止皮肤进一步破损,并提供屏障。其护理措施是先扑一层薄薄的造口护肤粉,使粉粘到破损皮肤上,然后再厚涂护臀膏,再涂凡士林在护臀膏上,凡士林可防止护臀膏粘到尿布上。更换尿布时只需去除大便,护臀膏和凡士林留在原有位置。产品脱落更换顺序为:皮肤暴露,更换护臀膏,然后涂凡士林;护臀膏暴露,更换凡士林。

尿布皮炎有念珠菌感染的护理目标是防止皮肤破损,提供屏障,治疗念珠菌感染。其护理措施是涂抗真菌药膏后再厚涂护臀膏。如臀部皮肤有破损,可涂一层薄薄的抗真菌粉末于破损部位,然后再厚涂护臀膏,凡士林涂于护臀膏上。更换尿布时只需去除大便,护臀膏和凡士林留在原有位置。产品脱落更换顺序为:皮肤暴露,更换护臀膏,然后涂凡士林;护臀膏暴露,更换凡士林。

四、预防要点

(一) 清洗很重要

保持臀部皮肤干燥,去除诱因可以有效预防新生儿尿布皮炎的发生。当空气中湿度增高时,可增加更换尿布的频率。当小便遇到粪便时,粪便微生物中的脲酶会产生氨。pH 的增加可以使粪便蛋白酶和脂肪酶重新活化,并随后降解角质层的蛋白质和脂质。这会导致皮肤破裂和屏障功能受损。此外,皮肤酸性 pH 的改变会促进微生物的生长,包括白色念珠菌、金黄色葡萄球菌和链球菌,这些都是发生尿布皮炎的原因。故新生儿每次便后需用清洁的温水清洁臀部皮肤并吸干水分,新生儿病房可使用湿纸巾擦拭婴儿臀部。循证实践指南建议使用柔软的布或不含乙醇和洗涤剂的湿巾擦拭臀部较好,婴儿湿巾也可提供 pH 缓冲。尿布性皮炎通常与腹泻有关,因此治疗大便异常的根本原因很重要。增加尿布更换及皮肤清洗的频率可避免皮肤与粪便和尿液的长时间接触。

新生儿臀部表面如有干燥的大便,用湿纸巾难以擦除时,可用中性洁肤液清洗皮肤表面,或使用葵花籽油等含有不饱和脂肪酸、亚油酸、亚麻酸的油剂清除干燥的大便后,再用湿纸巾将臀部皮肤擦洗干净。

(二)避免湿热环境

病房内保持空气流通新鲜,定时消毒。室温调节在22~24℃,湿度保持在60%~65%。避免使用不透气的塑料布和橡皮布,有大便时要及时更换尿布,防止臀部皮肤始终处于湿热的环境中。

(三)调整喂养方式

提倡母乳喂养。母乳易消化吸收,产生的粪便刺激性小,能降低红臀的发生。配方奶粉喂养可使新生儿大便呈碱性,其中的消化酶对皮肤的角质层等蛋白质有溶解、活化作用,可导致直接的皮肤刺激和伤害。

(四)减少机械刺激

选用质地柔软、吸水性好的尿布,包裹时应松紧适宜,并经常更换。腹泻时需增加更换次数,保持臀部清洁干燥,并经常更换体位,减少皮肤局部受压。

尿布的材质与新生儿尿布皮炎的发生有着直接关系,质量相对较差的尿布其吸水性能较低,使得新生儿臀部皮肤较为潮湿,因此导致菌群生长或皮肤长时间受到刺激,导致新生儿尿布皮炎的发生。而材质粗硬的尿布更容易直接刺激臀部皮肤,使其受损后引发新生儿尿布皮炎。

(五) 防止交叉感染

护理操作时需洗净双手,严格执行消毒隔离制度,以防止交叉感染。对于腹泻患儿、光疗患儿、早产儿等易患群体,要及时进行干预,并针对红臀发展的不同程度给予相应护理。

(六) 做好隔离防护

可预防性使用护臀膏、液体敷料等保护新生儿的臀部皮肤,使之与尿便隔绝,起到保护的作用。外用药膏疗法可保护角质层,并可能增强皮肤屏障的成熟和修复。具有脂质生理平衡性的药膏(胆固醇、神经酰胺、棕榈酸酯和亚油酸酯的摩尔比为 3∶1∶1∶1)可以支持表皮中的主动脂质代谢,从而可以利用源自润肤剂的脂质作为脂肪酸的构成基团来形成一种健康、功能正常的表皮屏障,葵花籽油已被证明可以加速皮肤屏障的恢复,这可能是由于其含较高的亚油酸浓度。

臀部皮肤待干燥后使用高吸收性尿布并及时更换(每1~3 小时 1 次),可以根据条件选择性使用液体敷料、润肤剂、软膏类的具有屏障作用的护肤产品。合并白色念珠菌的尿布皮炎通常表现为鲜红色的喷发状,并伴有卫星病变,使用含有抗真菌成分的凡士林软膏效果较好。

(陆胜利 杨童玲)

第三节　压力性损伤的预防与护理

压力性损伤（pressure injury）是身体局部组织长期受压，引起血液循环障碍，局部持续缺血缺氧，组织营养缺乏，致使皮肤失去正常功能而出现软组织溃烂和坏死。2016 年，美国压力性损伤顾问协会将压力性损伤定义更新为：压力性损伤是皮肤或皮下组织由于压力、剪切力或摩擦力而导致的皮肤、肌肉和皮下组织的局限性损伤，常发生在骨隆突处。压力性损伤不仅会导致新生儿病情加重，对于严重压力性损伤者甚至可引发继发感染，如处理不当还可引发医疗纠纷。病情危重的新生儿压力性损伤发生率较高，因为危重症新生儿生理、疾病、治疗护理干预等一系列因素促成了其压力性损伤的形成。

一、危险因素

（一）压力、剪切力、摩擦力

压力性损伤的发生主要与压力、剪切力和摩擦力有关，其首要因素是压力。

压力性损伤的发生与压力的大小和受压时间长短有关。正常毛细血管压力大约 32 mmHg，当外在压力大于毛细血管压时，毛细血管和淋巴管内血流减慢，导致氧合营养供应不足，代谢废物排泄不畅，短时间高压和长时间低压均可导致压力性损伤的发生。除了自身身体的压力外,还有来自外力的压力,如持续使用无创呼吸支持通气的鼻塞对鼻中隔的压力、机械通气时气管插管对鼻部的压力及各种管路对皮肤局部的压力等。

为了预防新生儿呼吸机相关性肺炎及早产儿胃食管反流的发生,可将新生儿体位抬高 $15°\sim30°$。但抬高新生儿上身同时会对其产生剪切力,剪切力可引起组织的相对移动,切断较大区域的血液供应,使组织氧张力下降,可引发深部组织缺血。

摩擦力作用于皮肤会损伤皮肤的角质层。在 NICU,新生儿裸露在暖箱中,烦躁时易与包被或床面形成摩擦。另外,在搬动新生儿时,拖、拉、拽等动作均可形成摩擦力而损伤皮肤。

（二）潮湿的环境

新生儿因发热、出汗、呕吐、大小便、引流物等,使皮肤长期处于潮湿的环境中。过度潮湿可引起皮肤软化及抵抗力降低,潮湿会浸润皮肤组织,削弱皮肤角质层的屏障作用,造成局部皮肤水肿,有害物质易于通过且利于细菌繁殖,使得上皮组织更容易受到损伤,从而引起压力性损伤,并可增加皮肤表面的摩擦力易产生水疱或破溃。

（三）体位因素

新生儿头部占了整体身体总长的 1/4,头部所占比重最大,呼吸机辅助通气时新生儿由于体位的限制以及无自主活动等均是发生压力性损伤的危险因素。早产儿仰卧时枕部为最主要的受压点,加上新生儿头发稀少,皮下脂肪少,增加了对压力和剪切力的敏感性。因此仰卧时的新生儿压力性损伤多发生在枕后,而全身及局部水肿新生儿,除了头枕部外,足跟及足踝部也是压力性损伤的高发部位。

（四）手术

手术对新生儿来讲也是一个危险因素,手术过程中新生儿处于麻醉状态,肌肉松弛,感觉丧失,长时间固定于一个体位,增加了对局部皮肤的压力。

（五）药物

对于一些重症新生儿,血管活性药物的使用和液体复苏会导致压力性损伤的发生。大剂量血管活性药物的α-受体效应可引起外周组织血管收缩,进一步加重缺氧、缺血,而液体复苏会导致循环受损、水肿以及阻碍毛细血管对营养物质的交换。

（六）营养状况

营养不良是导致压力性损伤发生的因素之一,也是直接影响其愈合的因素。营养是新生儿生长发育,维持正常的生理功能、组织修复的物质基础。危重新生儿机体处于应激状态,基础代谢率增加,因疾病因素加剧机体分解代谢,使体内蛋白质减少。另外,全身营养障碍、营养摄入不足也可导致新生儿体内蛋白质合成减少、负氮平衡、皮下脂肪减少、肌肉萎缩、体重零增长甚至负增长。新生儿各种营养物质储备少,可影响组织修复和免疫功能。营养不良还可导致组织器官功能减退,对调节应激期代谢变化的能力也相应弱,脂肪组织菲薄处受压,更易发生血液循环障碍,从而进一步增加压力性损伤发生的高危因素,形成恶性循环。

（七）全身水肿

重症新生儿低蛋白血症、全身体位性水肿是发生压力性损伤的高危因素。水肿时组织间隙过量的液体积聚使组织细胞与毛细血管之间的间隙增大,氧与营养物质运输时间延长,水肿液的堆积还可压迫局部毛细血管,致使局部血流量减少,造成细胞营养障碍、循环障碍。因此水肿部位易发生组织损伤、溃疡,并且不易愈合。

（八）生理因素

新生儿皮肤薄嫩,皮下毛细血管丰富,角质层发育差,局部防御能力弱,加上早产儿免疫功能差,皮肤黏膜屏障抵抗力弱,受外界刺激后易破损感染。

（九）疾病因素

压力性损伤主要与感知觉缺失和移动度受限有关,新生儿缺乏对压力的感知和自主缓解压力的能力,导致压力对组织的损害。因缺血缺氧导致新生儿意识障碍、不同程度的昏迷、自主活动减少或无自主活动,或机械通气的新生儿体位和活动受限,重症新生儿无改变自主活动的能力,长时间受压使受压部位神经麻痹、血液循环障碍,造成皮肤长时间缺血、皮下组织坏死而形成压力性损伤。

（十）其他因素

与护理人员素质相关,危重新生儿因病情危重,护理人员往往注重新生儿的抢救措施及治疗等方面,而忽略了对压力性损伤的评估及预防。部分护理人员责任心欠缺,观察不仔细,对危重新生儿可能出现危险因素的判断力差,没有做到预防在先,而导致压力性损伤的发生。

二、压力性损伤的好发部位

(一) 头枕部

头枕部是新生儿发生压力性损伤最常见的部位。因为新生儿头占身体总长的 1/4 比例,年龄越小头部重量占身体比重越大,重力主要集中在头部,因此头枕部发生压力性损伤的危险性最大。

(二) 鼻部皮肤

危重新生儿的呼吸支持会使用机械辅助呼吸或持续气道正压给氧,长期无创通气的鼻塞和气管插管会对新生儿的鼻部皮肤产生长时间的压力,易使鼻中隔和鼻部皮肤破损,出现压力性损伤。因为鼻梁部属缺乏脂肪组织保护、肌肉层较薄的骨隆突处,一旦受压,引起血液循环障碍。

(三) 留置针固定处

静脉留置针尾翼和肝素帽较硬,留置时间可达 72 小时,而新生儿皮肤娇嫩,长时间留置和透明敷料压迫过紧易致局部皮肤产生压力性损伤。另外,新生儿易因哭闹而出汗,敷料又不透气,这也增加了压力性损伤的危险。

（四）各管路压迫处

危重新生儿留置管路较多,如胃管、气管插管、引流管、输液管等,若放置不妥或固定方法不对,管路压于新生儿身下,极易造成局部皮肤压力性损伤。另外,氧饱和度探头缠绕过紧、不及时更换位置也会使缠绕处皮肤形成压力性损伤。

（五）新生儿外踝

新生儿仰卧时四肢呈蛙状,裸露在暖箱中,双足外踝与床面接触时间最长,哭吵时活动度大,使外踝部与床面摩擦而出现破损。

三、分期

（一）1 期：指压不变白红斑,皮肤完整

局部皮肤完好,出现压之不变白的红斑,深色皮肤表现可能不同;指压变白红斑或者感觉、皮温、硬度的改变可能比观察到皮肤改变更先出现(图 3－1)。此期的颜色改变不包括紫色或栗色变化,因为这些颜色变化提示

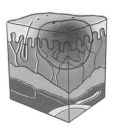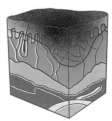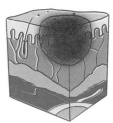

图 3－1　压力性损伤 1 期

可能存在深部组织损伤。1期患儿的皮肤损伤在深色皮肤的新生儿中很难被发现,因此在存在高风险的患儿中注意做好压力性损伤的危险标志。

(二)2期:部分皮层缺失伴真皮层暴露

部分皮层缺失伴随真皮层暴露(图3-2)。伤口床有活性、呈粉色或红色、湿润,也可表现为完整的或破损的浆液性水疱。脂肪及深部组织未暴露,无肉芽组织、腐肉、焦痂。该期损伤往往是由于皮肤微环境破坏和受到剪切力,以及足跟受到剪切力所致。该分期不能用于描述潮湿相关性皮肤损伤,比如失禁性皮炎、皱褶处皮炎,以及医疗黏胶相关性皮肤损伤或者创伤伤口(皮肤撕脱伤、烧伤、擦伤)。如皮肤淤紫、皮肤完整要怀疑是否有深部组织损伤。

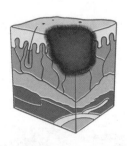 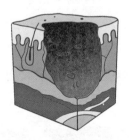

图3-2　压力性损伤2期　　　图3-3　压力性损伤3期

(三)3期:全层皮肤缺失

全层皮肤缺失,常常可见脂肪、肉芽组织和边缘内卷(图3-3)。可见腐肉和(或)焦痂。不同解剖位置的组织损伤的深度存在差异;脂肪丰富的区域会发展成深部伤口,可能会出现潜行或窦道。无筋膜、肌肉、肌腱、韧带、软骨和(或)骨暴露。如果腐肉或焦痂掩盖组织缺损的深度,则为不可分期压力性损伤。

(四)4期:全层皮肤和组织缺失

全层皮肤和组织缺失,可见或可直接触及筋膜、肌肉、肌腱、韧带、软骨或骨头(图3-4)。可见腐肉和(或)焦痂。常常会出现边缘内卷、窦道和(或)潜行。不同解剖位置的组织损伤的深度存在差异。鼻梁、耳朵、枕部和足踝等处没有皮下组织,因此损伤可以是浅层

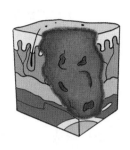

图3-4　压力性损伤4期

的。如果腐肉或焦痂掩盖组织缺损的深度,则为不可分期压力性损伤。

(五)无法分期:全层皮肤和组织缺失,损伤程度被掩盖

全层皮肤和组织缺失(图3-5)。由于被腐肉和(或)

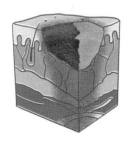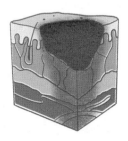

图3-5　全层皮肤和组织缺失,无法分期

焦痂掩盖,不能确认组织缺失的程度,只有去除足够的腐肉和(或)焦痂,才能判断损伤是 3 期还是 4 期。缺血肢端或足跟的稳定型焦痂(表现为干燥、紧密黏附、完整无红斑和波动感)不应去除。

(六)深部组织损伤:持续的指压不变白,颜色为深红色、栗色或紫色

完整或破损的局部皮肤出现持续的指压不变白,为深红色、栗色或紫色,或表皮分离呈现黑色的伤口床或充血水疱(图 3-6)。疼痛和温度变化通常先于颜色改变出现。深色皮肤的颜色表现可能不同。这种损伤是由于强烈和

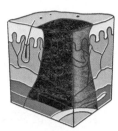

图3-6　深部组织损伤

(或)长期的压力和剪切力作用于骨骼和肌肉交界面导致。该期伤口可迅速发展暴露组织缺失的实际程度,也可能溶解而不出现组织缺失。如果可见坏死组织、皮下组织、肉芽组织、筋膜、肌肉或其他深层结构,说明这是全皮层的压力性损伤(不可分期、3 期或 4 期)。该分期不可用于描述血管、创伤、神经性伤口或皮肤病。

(七)医疗器械相关性压力性损伤

医疗器械相关性压力性损伤,是指由于使用用于诊断或治疗的医疗器械而导致的压力性损伤,损伤部位形状通常与医疗器械形状一致。这一类损伤可以根据上述

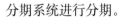

分期系统进行分期。

（八）黏膜压力性损伤

由于使用医疗器械导致相应部位黏膜出现的压力性损伤。由于这些损伤组织的解剖特点，这一类损伤无法进行分期。

四、风险评估工具

风险评估是压力性损伤护理的重要环节，积极评估是预防压力性损伤的关键第一步，利于发现高危人群而实施针对性预防护理。使用压力性损伤评估量表可对新生儿发生压力性损伤的危险因素做定性、定量的综合分析，以协助筛选易于发生压力性损伤的新生儿。压力性损伤风险的评估要具体情况具体分析，可以将量表评估与个人临床经验、预防措施相结合，从而更好地预防新生儿压力性损伤的发生。同时建立压力性损伤管理体系，制定压力性损伤诊疗护理规范，必须每日对危重新生儿进行压力性损伤风险评估，并检查监督各项预防措施落实到位。

（一）新生儿皮肤风险评估量表

新生儿皮肤风险评估量表(neonatal skin risk assessment scale, NSRAS)因包含对早产儿的皮肤风险评估而被广泛应用于 NICU 中（表 3-1）。该量表由 Huffines 及 Logsdon E 于 1997 年在对 Braden 量表进行改良的基础上形成，其评估内容更适用于婴幼儿。

表 3-1　　新生儿皮肤风险评估量表(NSARS)

条目	4分	3分	2分	1分	分数
一般情况	胎龄＜28周	胎龄＞28周 胎龄＜33周	胎龄＞33周 胎龄＜38周	胎龄＞38周	
意识状态	完全受限 由于意识减弱或处于镇静状态对疼痛反应迟钝(没有退缩、抓、呻吟、血压升高或心率升高)	严重受限 仅对疼痛刺激有反应(退缩、抓、呻吟、血压升高或心率升高)	轻度受限 昏睡	不受限 警觉的和活跃的	
移动	完全受限 没有辅助下身体或肢体完全不能移动	严重受限 身体或肢体位置偶尔轻微的改变,但不能独自频繁改变	轻度受限 能独自频繁但只能轻微的改变身体或肢体位置	不受限 没有辅助下能频繁的改变位置(如转头)	
活动	完全受限 在辐射台上使用透明塑料薄膜	严重受限 在辐射台上不使用透明塑料薄膜	轻度受限 在暖箱里	不受限 在婴儿床上	
营养	严重不良 禁食需静脉输液	不良 少于满足生长需要的奶量(母乳/配方奶)	良 管饲喂养能满足生长需要	良 每餐奶瓶/母乳喂养能满足生长需要	
潮湿	持久潮湿 每次移动或翻身,皮肤都是潮湿的	十分潮湿 皮肤时常潮湿但不总是潮湿,每班至少更换1次床单	偶尔潮湿 皮肤偶尔潮湿,每日需加换1次床单	极少潮湿 皮肤通常是干燥的,床单只需24小时更换1次	

注:总分≥13分为压力性损伤风险度高,需采取相应防范措施。

（二）新生儿皮肤状况评分表

新生儿皮肤状况评分表（neonatal skin condition scale，NSCS）的评估范围从极低出生体重儿到足月的健康儿，为新生儿的皮肤状况评估提供了客观可靠的工具，可帮助医务人员及早辨识患儿出现 MARSI，同时也可用于评估 MARSI 的损伤严重程度（表 3 - 2）。

表 3 - 2　新生儿皮肤状况评分表（NSCS）

维　度	条　　　目	分数
干燥	1 分：正常，没有干燥的表现	
	2 分：干燥，可以看得见脱屑	
	3 分：非常干燥，皮肤裂开、皲裂	
红斑	1 分：没有红斑的表现	
	2 分：红斑＜体表面积的 50％	
	3 分：红斑＞体表面积的 50％	
破损	1 分：没有	
	2 分：小的局部破损	
	3 分：大面积破损	

注：皮肤正常：3 分。

（三）新生儿/婴儿 Braden - Q 量表

新生儿/婴儿 Braden - Q 量表（Neonata/Infant Braden Q）包含 8 个条目（感官知觉、活动、移动性、湿度、营养、摩擦和剪切力、组织灌注与氧合、胎龄），每个子量表分 1～4 分计分（表 3 - 3）。评分的总和得出总分 8～32 分，分数越低表明压力性损伤的风险越高。该量表具有良好的信效度和适用性，对国内 NICU 患儿皮肤风险评估有一定指导意义。

（四）新生儿组织活力风险评估工具

新生儿组织活力风险评估工具（Neonatal Tissue Viability Risk Assessment Tool）是国外新生儿重症监护病房临床实践小组用于评估皮肤以改善护理质量的标准化工具（表 3-4）。该工具从 8 个不同的标准评估了威胁婴儿皮肤完整性的风险，该评估工具已在实践中实施和审核。

五、预防措施

（一）减少对组织的压力

1. 水床和水枕的使用

危重新生儿入院后第一时间给予水床或水枕，可采用 3 L 输液袋制作水床和水枕。水床是利用了水的浮力原理，减轻了垂直压力，水具有波动性且水床表面光滑，与皮肤间的摩擦力小，输液袋面积大易固定不宜滑动，压力分布均匀，对皮肤有一定的按摩作用，可以促进局部血液循环，且输液袋制作的水床柔软有弹性，能有效缓解受压部位的压力。水床制作时在 3 升袋内加入 750 ml 灭菌注射用水，因早产儿头部所占重量较大，故水枕制作时需加入至少 1 000 ml 灭菌注射用水，使早产儿的头部不接触暖箱床垫。注完水后的 3 L 袋需放入恒温箱中预热，以免寒冷的水床和水枕对新生儿的体温造成影响。

表 3-3 新生儿/婴儿 Braden-Q 量表

	压力的强度和持续时间				分数
	1 分:孕周≤28 w	2 分:28 w<孕周≤33 w	3 分:33 w<孕周≤38 w	4 分:孕周>38 w	
运动情况(改变和控制自己体位的能力)	1 分:完全受限 一点都不能改变自己身体和四肢的位置;由于镇静剂或麻醉药的使用不能移动	2 分:严重受限 偶尔或稍微改变自己身体或四肢的位置	3 分:轻度受限 能经常自主改变自己头、四肢屈曲或伸展	4 分:无限制 可以频繁改变、移动四肢、头部,有反射反应(伸展、抓握、惊跳等)	
活动度(身体活动度)	1 分:完全卧床 绝对卧床,几乎不能转换体位;因为身体状况或仪器设备的使用限制了体位的改变	2 分:严重受限 能耐受体位改变,但不能抱离小床或暖箱,可以抱起宝宝更换体位	3 分:轻度受限 能耐受频繁的体位改变,能抱出小床或暖箱进行皮肤与皮肤接触护理	4 分:没有限制 可以自由更换体位,或用毯子包裹宝宝抱离小床或暖箱,可以安排互动时间	
感知觉(应对压力相关的不舒适反应的能力)	1 分:完全限制 因意识水平的下降,使用镇静剂或麻醉药,对环境无反应,对触觉刺激无反应	2 分:严重受限 不能耐受环境刺激,对噪音、光线、抚触有过度反应	3 分:轻度受限 容易激惹,安抚后能平静,很少能自我平静,偶尔能成功自我平静	4 分:感知觉正常 对不舒适刺激有符合年龄反应,能成功自我平静平静	

81

（续表）

	皮 肤 和 支 持 系 统 的 耐 受 性				分数
	1分：孕周≤28 w	2分：28 w<孕周≤33 w	3分：33 w<孕周≤38 w	4分：孕周>38 w	
浸渍（皮肤暴露于潮湿环境）	1分：持续潮湿 皮肤儿乎持续接触尿液、导管引流液等流出口造口引流液等浸渍；每次搬动或更换患儿体位的皮肤都是潮湿的	2分：潮湿 皮肤经常但不总是潮湿；因为腹泻或小便导致排出量经常增加；需要每8小时更换床单或棉包包	3分：偶尔潮湿 皮肤偶尔潮湿，需每12小时更换床单或棉包包	4分：儿乎不潮湿 皮肤通常是干燥的，常规更换尿布或每24小时更换床单或棉包包	
摩擦力与剪切力（摩擦力：当身体与床单表面运动产生）	1分：明显问题 因为激惹导致儿乎持续的摩擦（头部、膝盖、肢体与床单之间产生摩擦）	2分：存在问题 要把患儿举起来翻身，避免与床单之间产生摩擦是不可能的；因为患儿皮肤娇嫩，需要频繁更换体位	3分：潜在问题 在活动过程中，身体会滑到鸟巢以外，但很容易调整；大部分时间患儿可以维持良好的体位，偶尔会下滑	4分：无明显问题 改变体位时可以抱起来；所有时间都可以维持良好的体位	

（续表）

	皮 肤 和 支 持 系 统 的 耐 受 性				分数
	1分：孕周≤28 w	2分：28 w<孕周≤33 w	3分：33 w<孕周≤38 w	4分：孕周>38 w	
营养（食物摄入方法）	1分：非常差：禁食和（或）靠液体维持或静脉营养，完全不能耐受喂养，体重减轻	2分：营养不足：管饲喂养或肠外营养，热卡和营养摄入不能满足需要；或微量喂养，或可以耐受部分喂养，有呕吐的；体重无增长或体重减轻	3分：营养充足：管饲或肠外营养，热卡和营养摄入能满足需要；能耐受经口喂养，体重增长稳定，20 g/kg/天	4分：营养非常好：正常饮食提供足够热卡和营养；持续体重增长；患儿体重<2 kg，20 g/kg/天或患儿体重≥2 kg，体重增长20 g/天	
组织灌注与氧合	1分：极度受损：低血压（平均动脉压<50 mmHg；新生儿<40 mmHg）；存在体位性水肿；当高频通气或呼吸机参数高	2分：受损：血压正常但是代偿的，四肢凉；经皮血氧饱和度可能<95%；血红蛋白可能<10 mg/dL；毛细血管充盈时间>2秒；血浆 pH<7.40；体温不稳定；需要用氧	3分：正常：血压正常（靠自身或代偿）；经皮血氧饱和度可能<95%；血红蛋白<10 mg/dL，毛细血管充盈时间>2秒；血浆 pH 正常；体温稳定，需要用氧	4分：非常好：血压靠自身维持在正常范围；经皮血氧饱和度>95%；血红蛋白正常；毛细血管充盈时间<2秒；体温稳定；不需要用氧	

注：总分<20分存在皮肤损伤的风险。

表3-4 新生儿组织活力风险评估工具(入院6小时内完成评估)

	压力的强度和持续时间				分数
	3分:孕周≤28 w	2分:28 w<孕周≤33 w	1分:33 w<孕周≤38 w	0分:孕周>38 w	
活动情况	3分:完全受限 不能自主改变体位;非常水肿;使用镇静剂或麻醉药	2分:严重受限 偶尔改变体位或移动肢体;轻度水肿;禁食;刚开始使用镇静剂或麻醉药	1分:轻度受限 能自主改变体位或移动肢体,可以转头,有限扩展/弯曲,不用任何镇静剂或麻醉药	0分:无限制 可以频繁改变,移动四肢,转头,反应积极	
活动度	3分:没有活动 不能耐受体位的改变或因为身体情况或仪器设备的使用限制了体位的改变	2分:严重受限 能耐受体位改变,可以在暖箱里抬升,但不能抱出暖箱	1分:轻度受限 能耐受频繁的体位改变,能抱出小床或暖箱进行皮肤与皮肤接触护理	0分:没有限制 可以自由改变体位	
感知觉	3分:完全限制 因意识水平的下降,使用镇静剂及麻醉药,对环境无反应,对触觉刺激无反应	2分:严重受限 不能耐受环境刺激,对噪音,光线,抚触有过度反应;间歇性耐痛性运动	1分:轻度受限 容易受环境刺激;安抚后能平静,很少能自我平静,偶尔能成功自我平静,处理疼痛	0分:感知觉正常 对不舒适刺激有符合年龄的反应,能成功自我平静	

（续表）

	皮肤和支持系统的耐受性				分数
	3分：孕周≤28 w	2分：28 w<孕周≤33 w	1分：33 w<孕周≤38 w	0分：孕周>38 w	
浸渍	3分：持续潮湿 皮肤持续受汗液、尿液，引流液等浸渍，需要频繁检查皮肤情况	2分：潮湿 皮肤经常但不总是潮湿；因为腹泻或小便导致排出量经常增加	1分：偶尔潮湿 皮肤偶尔潮湿，需每6~8小时给予护理；伤口干净干燥	0分：很少潮湿 皮肤是干燥、健康的，常规护理；伤口愈合或带造口回家	
摩擦力	3分：明显问题 因为激惹导致几乎持续的摩擦，头部、膝盖、肢体与床单位之间产生摩擦	2分：存在问题 皮肤脆弱，经常从床上滑下来，需要经常重新放置体位	1分：潜在问题 能维持并固定良好的体位，偶尔下滑	0分：无明显问题 可以维持良好的体位，没有来自仪器设备的躁动	
营养	3分：非常差 禁食和（或）靠液体维持或静脉营养，完全不能耐受喂养；体重减轻	2分：营养不足 管饲喂养或肠外营养，热卡和营养摄入不能满足需要；体重无增长或体重减轻	1分：营养充足 足够的管饲或肠外营养，热卡和营养摄入能满足需要	0分：非常好 正常经口喂养；摄取足够热卡；持续体重增长	

（续表）

皮 肤 和 支 持 系 统 的 耐 受 性				分数
3分：孕周≤28 w	2分：28 w<孕周≤33 w	1分：33 w<孕周≤38 w	0分：孕周>38 w	
组织灌注与氧合 3分：极度受损 低血压（平均动脉压与年龄不符；水肿；毛细血管充盈时间>2秒	2分：受损 血压正常但是代偿性的；四肢冷；心脏缺陷，经皮血氧饱和度<94%；血红蛋白<10 mg/dL，毛细血管充盈时间>2秒；pH<7.25，体温不稳定；持续用氧	1分：正常 血压正常（靠自身或代偿）；经皮血氧饱和度>92%；血红蛋白>10 mg/dL，毛细血管充盈时间>2秒，pH正常，体温稳定；用氧	0分：非常好 血压靠自身维持在正常范围；经皮血氧饱和度>92%；血红蛋白正常；毛细血管充盈时间<2秒；体温稳定	

注：总分≥20分，极高风险；总分11～19分，高风险；总分6～10分，中风险；总分0～5分，低风险。

2. 更换体位

定时翻身更换体位是缓解局部受压的主要预防措施。翻身的频率可根据新生儿的病情和舒适度而定，一般 2 小时翻身 1 次，并做好记录。危重新生儿改变体位必须以保证血液动力学和呼吸处于平稳状态为前提。新生儿可辅以鸟巢式体位，使其有安全感和边界感，达到抚触和固定体位的效果，可避免因哭吵与周边产生摩擦力。机械通气新生儿不提倡使用头部固定架，以避免因头部固定架给新生儿头枕部及两侧颞部额外施加压力。

3. 新型敷料的应用

在高危人群可能受压部位贴新型敷料是临床上预防压力性损伤的重要手段。临床上常用的敷料有泡沫敷料、水胶体敷料、液体敷料等。新型敷料的使用可在受压皮肤表面形成一层保护屏障，减少受压部位的剪切力，改善局部供血供氧情况，阻碍水分和各种微生物侵入，保持皮肤正常 pH 和适宜温度，有效预防压力性损伤的发生。

（1）头部的敷料使用：对有水肿和进行亚低温治疗的新生儿尽早剃净头发，并且在头部枕骨、耳后骨隆突处等贴上新型泡沫敷料以保护新生儿皮肤。泡沫型敷料可减轻头部受压部位的压力。

（2）鼻部压力性损伤的敷料使用：对应用 CPAP 鼻塞或气管插管的新生儿，在使用前将水胶体敷料剪成大小尺寸与新生儿鼻部相符的"工"字型，贴于新生儿鼻部，需将水胶体敷料能较好地覆盖于鼻部,包括鼻中隔、双侧鼻翼和上唇近鼻部,再固定气管插管,无创通气鼻塞需选择大小合适的,勿固定太紧,减少对局部皮肤的压迫。水胶体敷料能有效对抗气管插管和无创通气鼻塞对鼻部皮肤的牵拉和机械刺激,减轻了因机械刺激引起的疼痛,此外水胶体敷料能在鼻部粘贴平紧,黏性好,易于固定。若预防性敷料破损、移位、松动或过湿,则予以更换。

(3) 导管压力性损伤的敷料使用:外科术后各类导管固定不当会对皮肤造成压迫,固定前可以将新型泡沫敷料先贴在皮肤上,再用透明敷贴将导管贴于敷料上,使导管不直接受压于皮肤,而预防压力性损伤的发生。

(二) 保护新生儿皮肤

保持新生儿皮肤清洁干燥,床单位干燥平整无杂物,各类导管或导线需妥善固定,勿压于新生儿身下。压力性损伤高发部位可涂抹液体敷料按摩以减少摩擦力。

(三) 营养支持

营养不良不仅是压力性损伤发生的内因,也是直接影响压力性损伤愈合的因素。危重新生儿应积极治疗原发病,消除引起水肿的原因,改善心、肺、肾功能,改善全身营养情况,纠正低蛋白血症,降低压力性损伤风险。

(四) 医疗器械相关压力性损伤的细节护理

极超低出生体重儿压力性损伤发生的主要部位为枕部和鼻中隔处,其次为静脉留置针尾翼处、各种管路固定处及新生儿外踝。护理人员应对皮肤进行持续评估,并采取预防措施以防止不良影响。医疗器械造成的压力性损伤可以通过以下预防措施来预防,如选择合适的器械尺寸、选择危害较小的材料、定期评估器械下方和边缘的皮肤、定期重新放置使用设备,并使用材料保护设备下方的皮肤。

1. 经皮血氧饱和度探头

每 2～4 小时更换位置;可选择一次性带海绵垫的经皮血氧饱和度探头,并定期更换;当探头可见外露金属导丝或有损坏时应及时更换。

2. 暖箱

用全棉材质的鸟巢固定患儿的体位,可保持患儿安静,避免哭吵躁动引起的摩擦所致皮肤损伤。可考虑将低摩擦系数的纺织品用于有压力性损伤风险的患儿。

3. 鼻胃管

(1) 固定胃管时使用水胶体敷料垫在胃管下,避免胶布直接固定于新生儿皮肤表面。

(2) 一般胃管每 3～5 天更换 1 次并更改胃管固定的位置,但是尽量不要频繁更换胃管(一般不能短于 3 天),如果厂商有明确规定的更换时间可以根据厂商说明的时间进行更换。

(3) 将胃管悬空固定在鼻孔内,与鼻孔黏膜保持一定距离。

(4) 经口置入胃管时,每 2～4 小时检查胃管对口唇压迫情况。

4. 气管切开

（1）每2～4小时检查气管切开处周围及颈部皮肤特殊情况时可增加频率。

（2）使用柔软有弹性的固定带固定气管切开的外套管。

（3）可以在气管切开插管周围使用泡沫敷料，泡沫敷料中间剪一"Y"形，粘贴于外套管下方皮肤上。使用泡沫敷料类屏障产品可保护皮肤免受水分侵害，并且保护皮肤，缓解压力，以减少压力性损伤的发生。

5. 引流管

用无菌剪刀将水胶体敷料或泡沫敷料剪成"Y"形，贴于伤口处，围在引流管周围，妥善固定引流管，避免引流管打折堵塞。建议使用柔软的有机硅多层泡沫敷料保护有压力性损伤风险的患儿。

6. 血管通路

（1）固定血管通路导管时，有条件可采用无菌皮肤保护膜涂抹于皮肤表面进行保护。

（2）需采用无张力性粘贴敷贴法进行血管通路导管固定。

（3）外周静脉留置针的肝素帽或无针输液接头处下方需垫水胶体敷料，防止压力性损伤。

六、压力性损伤伤口的护理

（一）1期压力性损伤的处理

1. 可以不使用任何敷料

1期压力性损伤局部可以不使用任何敷料，避免局

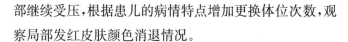

部继续受压,根据患儿的病情特点增加更换体位次数,观察局部发红皮肤颜色消退情况。

2. 减少局部摩擦力

为了减少局部摩擦力,可使用新型泡沫敷料贴于易受压部位减压保护,促进上皮组织的修复,或使用液体敷料涂抹受压处皮肤。当患儿皮肤出现发白或发紫时,可予硝酸甘油针剂或 2％硝酸甘油软膏局部按摩,促进局部血液循环,阻止压力性损伤进一步进展。按摩时注意动作轻柔,勿用力过大,防止皮肤二次损伤。硝酸甘油针剂按摩的剂量为 20～100 μg,每 12 小时 1 次局部皮肤按摩,可将硝酸甘油用生理盐水稀释至 1 ml。使用硝酸甘油要保证剂量准确并严密监测血压,以免低血压的发生。

(二) 2 期压力性损伤的处理

1. 水疱的处理

未破溃的直径＜1 cm 的小水疱应减少局部摩擦,防止破裂,让其自行吸收。大于 1 cm 的水疱先在疱皮及周围皮肤表面使用皮肤黏膜消毒液消毒,然后用 1 ml 注射器穿刺抽吸疱内渗液,保留疱皮完整,再覆盖无菌敷料。可使用脂质水胶体敷料覆盖于水疱处,以促进伤口愈合,再覆盖泡沫敷料,起到减压的目的。此期也可配合硝酸甘油按摩,但要注意避开水疱,在水疱周围的皮肤处按摩,以免水疱破裂。

2. 伤口的处理

有效减压的同时做好创面处理。

（1）清洗创面：使用无菌生理盐水清洗创面,创面周围皮肤使用皮肤黏膜消毒液进行消毒;选择合适的敷料,促进上皮生长。此期敷料可选择泡沫敷料覆盖,起到吸收渗液、促进上皮生长、减少压力及摩擦力的作用。也可在创面上覆盖脂质水胶体敷料促进上皮生长,再覆盖泡沫敷料帮助吸收渗液,减少压力及摩擦力。

（2）换药频率：根据患儿创面渗液情况换药,当敷料被渗液浸湿超过 1/2～2/3 时及时更换;患儿创面渗液较少时,可每 2～3 天更换一次敷料。

（3）避免感染：2 期压力性损伤的护理重点是避免感染。加强观察创面及创面周围的皮肤颜色,当出现创面颜色转黄、创面周围皮肤有红肿时考虑感染发生,建议局部创面皮肤行细菌培养,并使用含银敷料进行换药。

（三）3 期/4 期压力性损伤的处理

1. 清洗创面

使用无菌生理盐水清洗创面,创面周围皮肤使用皮肤黏膜消毒液进行消毒。

2. 清除坏死组织

3 期/4 期压力性损伤的创面通常覆盖较多坏死组织,因此,首先要进行伤口清创处理。评估患儿的全身和局部情况后,决定使用何种清创方法。

（1）当伤口内坏死组织较松软时,可采用外科清创的方法,可使用镊子或血管钳轻轻夹除部分坏死组织,注意动作要轻柔。

（2）当伤口内坏死组织比较致密，且与正常组织混合时，可先选择自溶性清创的方法去除坏死组织；待坏死组织松软后再配合外科清创的方法。

（3）当黑色焦痂覆盖伤口时，可在焦痂外作一些小切口，再使用自溶性清创的方法进行清创，常用水凝胶敷料。将水凝胶敷料涂抹于焦痂部位，外面覆盖水胶体敷料或泡沫敷料，水凝胶敷料不能用于正常组织，并且必须每日换药。

（4）当伤口内有较深潜行或窦道时，可采用机械性冲洗的方法清除部分坏死组织，再配合含银敷料或亲水性纤维敷料可帮助逐步去除坏死组织。

3. 控制感染

当伤口存在感染症状时，全身或局部使用抗生素前先行伤口分泌物或组织的细菌培养和药敏试验，根据培养和药敏结果选择合适的抗生素治疗。感染性伤口可使用银离子敷料。

4. 渗液管理

根据伤口愈合不同时期渗液的特点，进行伤口渗液的管理，可选择恰当的敷料。当伤口被黑色焦痂覆盖时，通常无渗液或渗液较少，此时需要给伤口补充一定的水分才能溶解焦痂；当伤口有较多黄色坏死组织覆盖时，伤口的渗液由少到多，可使用既具有吸收渗液功能又具有清创作用的敷料来进行渗液管理和清创，可选择藻酸盐敷料、水胶体敷料等；当伤口较多红色肉芽组织生长时，渗液较多,因此可选择吸收渗液能力较强的敷料以吸收较多的渗液,避免伤口周围浸渍,可选择藻酸类敷料、泡沫敷料、亲水性纤维敷料等;当伤口内肉芽组织填满伤口,部分上皮组织爬行时,伤口渗液逐渐减少,可使用水胶体敷料或薄的泡沫敷料以促进伤口愈合。

5. 足跟部伤口的处理

由于极超低出生体重儿足跟部组织的特殊性,往往伤口的颜色不够鲜红而误以为是伤口内坏死组织。因此,位于足跟部的压力性损伤要注意保护伤口,避免外科清创的方法进行清创,并注意减压。

(四) 无法分期压力性损伤的处理

当压力性损伤无法判断属于具体哪一期时,应记录无法界定,并先清除伤口内焦痂和坏死组织,再确定分期。去除焦痂和坏死组织的常用方法为自溶性清除的方法,去除坏死组织后判断分期,处理方法同 3 期/4 期压力性损伤的处理。

(五) 深部组织损伤的处理

1. 评估与观察

解除局部皮肤的压力与剪切力,减少局部的摩擦力。同时,密切观察局部皮肤的颜色变化,有无水疱、焦痂形成。

2. 伤口处理

深部组织损伤局部皮肤完整时可给予液体敷料或硝酸甘油外涂,避免大力按摩。如进展出现水疱,可按 2 期压力性损伤水疱处理原则进行处理；如果局部进展形成薄的焦痂，可按焦痂伤口处理的原则进行换药护理。如进展发生较多坏死组织，则进行伤口清创处理，可按3、4期压力性损伤处理的原则进行处理。

3.注意事项

（1）深部组织损伤的预后根据患儿的病情进展、减压措施的实施等不同而表现不同。当彻底减压，损伤部位不再受压，并加强营养支持，深部组织损伤可转归良好，不会形成溃疡。然而，如果没有做好彻底减压，患儿病情危重，营养及循环状况恶化时，深部组织损伤可进展成溃疡。

（2）深部组织损伤由于皮肤完整，可因不被重视而导致转归不好。因此，护士应熟练掌握压力性损伤的分期、处理及预防措施，并对深部组织损伤引起足够的重视。

（六）开放性伤口的处理原则

1.评估

局部伤口评估内容包括：伤口部位、分类/分期、大小、组织类型、伤口颜色、伤口周围皮肤情况、伤口边缘、有无窦道或潜行、腔洞、渗出液情况及气味。

全身评估的内容包括：患儿日龄、有无潜在性疾病（先天性心脏病、贫血、自身免疫性疾病、营养不良、感染、败血症、短肠综合征）、血液循环系统功能、营养状况（体重改变、进食情况、肠胃症状、生理功能）、生化指标白蛋白情况。

2. 伤口换药护理

换药的目标以清除坏死组织、清洁创面和预防感染为主。保持局部清洁,以外科无菌换药法处理创面,由伤口治疗师或外科医生剪去压力性损伤边缘和底部的坏死组织,直至出现渗血的新鲜创面,以利于健康组织的修复和生成。

(1)伤口清洗液:首选对新生儿组织无毒,无刺激,不损伤正常组织,能降低伤口表面细菌数或代谢物质的溶液,如生理盐水、普朗特。极超低出生体重儿在清创过程中建议使用生理盐水清洗或冲洗,直至伤口彻底干净。伤口周围皮肤可选择皮肤黏膜消毒液进行消毒。

(2)伤口清洗方法:可以用无菌生理盐水棉球轻轻擦拭伤口组织,可以帮助去除部分腐肉及坏死组织;或者可以用注射器抽取无菌生理盐水后冲洗伤口局部组织。当敷料与创面有粘连时,可使用无菌生理盐水纱布湿敷,敷料彻底浸湿后去除,避免强行去除导致伤口局部出血。

(3)敷料的选择:在临床工作中,应对伤口及伤口周围皮肤进行仔细评估,根据评估结果选择合适的敷料进行换药护理。当伤口局部被黄色物质覆盖时,伴/不伴伤口周围皮肤红肿,内敷料可选择银离子敷料;如果伤口局部渗液较多时,可选择亲水性纤维敷料;当伤口局部可见粉红色肉芽组织时可使用藻酸盐敷料以促进肉芽组织生长;外敷料可选择泡沫敷料或水胶体敷料,渗液较多时建议选择泡沫敷料,渗液少量时可选择水胶体敷料。换药频率根据渗液情况,建议每 1～3 天进行换药一次。

NICU 新生儿由于自身生理、病理及治疗干预形成了压力性损伤的危险因素。其中压力、摩擦力、潮湿、运动受限、营养不良是导致新生儿压力性损伤的危险因素。及时评估新生儿发生压力性损伤的危险因素,采取针对性的预防措施,可以极大限度地降低医院获得性压力性损伤的发生率,提高护理质量。

七、压力性损伤的监控与管理

(一) 高风险压力性损伤患儿预先报告制度的建立

根据新生儿压力性损伤发生的危险因素,科室皮肤管理专科护士应筛选出高危患儿,选择适宜的新生儿压力性损伤评估量表对患儿进行全面评估,分析患儿处于哪一危险状态,估计其在住院期间是否可能会发生不可避免的压力性损伤,将评估结果上报护士长及护理部,并由皮肤管理专科护士负责制定有效的预防措施,并在临床护理工作中加强督察预防措施的落实情况,使压力性损伤的发生率降到最低。

(二) 皮肤管理和压力性损伤监控系统的构建

(1) 在新生儿病房成立皮肤管理小组:包括皮肤管理专科护士、护理组长、造口治疗师、护士长、科护士长、护理部主任等。

(2) 在新生儿科全面推广压力性损伤风险评估量表的应用。

（3）科室内定期组织新生儿压力性损伤的分期、预防及处理相关知识的培训。

（4）科室内制定统一、规范的压力性损伤预防及处理指引。

（5）科室内定期开展压力性损伤发生率的调查，针对预防措施的落实进行效果评价。

（6）质控小组会议定期讨论科室内压力性损伤发生的案例及预防处理措施是否有效，针对发生的案例讨论要因分析，开展质量持续改进。

（杨童玲）

第四节　无创及有创通气方式的鼻部护理

采用气管插管的机械通气是抢救新生儿呼吸衰竭的重要方式，更是治疗新生儿呼吸窘迫综合征及作为各种临床呼吸支持和治疗的有效手段。考虑到机械通气的并发症与脱机的困难，各医疗中心对于机械通气的应用都非常慎重，尤其对于极超低出生体重儿。大多是根据新生儿的胎龄大小及呼吸衰竭的程度来决定是否行机械通气治疗，同时也需要考虑是否有替代方案来支持患儿的呼吸。临床医护人员要正确认识机械通气，做到正确熟练掌握。由于在新生儿中使用无创及有创通气的增加，尤其在超低出生体重儿,鼻孔和鼻中隔破损是无创及有创通气的并发症。因此,对于使用无创及有创通气的新生儿,护理人员应当将预防鼻部损伤作为护理目标。

一、无创通气的方式

(一) 无创正压通气

目前最常见的无创通气技术,主要是指经鼻塞、鼻/面罩等进行的无创正压通气(non invasive positive ventilation,NIPPV),通过产生间歇升高的咽部压力来增加上呼吸道的压力,通过喉部的间歇性膨胀来激发呼吸运动,这种通气模式比持续气道正压通气能更明显地减少呼吸暂停的发生。为了防止鼻塞或者鼻罩漏气,需将鼻塞塞紧或者鼻罩扣紧,这样做极易导致鼻部压力性损伤的发生。

(二) 持续气道正压通气和双水平气道正压通气

持续气道正压通气(continuous positive airway pressure,CPAP)和双水平气道正压通气(biphasic intermittent positive airway pressure,BIPAP)是新生儿科最常用正压通气方式。持续气道正压通气是自主呼吸条件下,提供一定的压力水平,使整个呼吸周期内呼吸道均保持正压的通气方式。持续气道正压通气可以抵抗上呼吸道塌陷,稳定胸壁,保持呼吸道通畅,增加功能残气量,通过产生抗水肿的效应,保护外源性 PS,防止肺不张,改善通气/血流比例,改善肺部氧合,增加肺顺应性。双水平气道正压通气即双水平持续气流,包括吸气相(高压相)和呼气相(低压相),与持续气道正压通气相比可使早产儿呼气阻力降低,更好地防止人-机对抗和二氧化碳潴留,产生更好的呼吸支持作用。

(三) 高流量鼻导管吸氧

高流量鼻导管吸氧是持续气道正压通气的一种非侵入性呼吸支持的形式。高流量鼻导管吸氧是越来越受欢迎的非侵入性呼吸支持模式,其被用作早产儿持续气道正压通气的替代呼吸支持模式。它需要更小的鼻塞子,不需要牢固地固定在鼻孔上,临床医生和父母均认为,其比持续气道正压通气更舒适。

二、机械通气患儿的气体温湿化

鼻腔和呼吸道是气体加温加湿的转换器。根据气体的温度和相对湿度的损失,要求持续不断地给呼吸道黏膜层补充水分和热量。当周围的空气在 22℃ 和湿度 50% 以下时,医用气体通常比较冷(<15℃)而且干燥(相对湿度<2%),因此需要加温加湿医疗设备,否则气管分泌物、病原体和外来颗粒的有效清除力会下降,同时会增加黏液栓引起气道阻塞的风险。这些影响若发生在较小早产儿,尤其是体温调节障碍和液体及能量限制的早产儿身上,后果相当严重。对于较小早产儿,应用机械通气时,温湿化不够的气体会在短短几分钟内增加气道阻力,降低肺的顺应性,增加漏气风险。

　　对于经鼻持续气道正压通气、经鼻气管插管、头罩或鼻导管,因为鼻腔和呼吸道可能无法达到对寒冷干燥医用气体的充分温湿化,因此气体的加温加湿也是很有必要的。气体通常要被加热至 32℃,最好加热达到或高于室温。若温湿化不充分时,会显著增加鼻腔分泌物和呼吸道分泌物。

三、有创和无创通气的并发症

(一) 鼻黏膜损伤

　　鼻塞与鼻罩目前应用最广泛的早产儿无创通气的连接界面,只有与早产儿鼻部皮肤严密贴合,形成完全密闭系统才能达到有效治疗效果。由于早产儿皮肤娇嫩,鼻塞或鼻罩长时间的紧密固定和不当的使用均会导致鼻部损伤。鼻塞的鼻损伤主要发生在鼻中隔中部和鼻梁,包括鼻中隔黏膜潮红、溃疡、坏死,鼻腔不对称,鼻梁压缩,朝天鼻,鼻中隔横断及鼻中隔凹痕等;而鼻罩的鼻损伤主要发生在鼻中隔与人中连接处和眉间。常规固定方法是早产儿头部戴帽,并用带子把两者连接起来,但早产儿头部大小不一,多数早产儿头部与帽子大小不合适,一旦鼻塞与鼻罩滑出或脱落,通气压力便迅速下降,达不到治疗目的。不易固定是主要原因,所以在使用过程中要选择大小合适的鼻塞与鼻罩,同时要选择大小合适的帽子。调整好患儿体位,连接好无创通气装置,重点要安置好与早产儿的连接部,以免过紧压迫局部,引起鼻黏膜鼻中隔组织缺血坏死。可采用水胶体敷料预防鼻部压力性损伤的发生。每隔 4 小时松动鼻塞并检查鼻中隔皮肤情况，并按摩鼻部皮肤，建议鼻塞和鼻罩每 4 小时交替使用。

（二）鼻部压力性损伤

持续气道正压通气管道装置本身有一定重量，为了防止管道内水分倒流入鼻腔，CPAP 管道必须低于鼻腔，从而对鼻腔产生一定的压力，当这种压力长时间作用于局部皮肤，超过毛细血管的正常压力时，即可阻断毛细血管对组织的灌注，引起组织缺血、缺氧甚至坏死。以早产儿为例，由于早产儿皮肤柔嫩、菲薄，且早产儿多伴有贫血，局部血供少，再加上早产儿对疼痛和不适反应差，不会表现有强烈的哭闹和烦躁，所以发生局部组织损伤及坏死的概率就更大。使用改良鼻塞持续气道正压通气时，鼻塞可造成对鼻中隔的压伤；使用经鼻气管插管，气管插管对鼻中隔的压伤。

压力性损伤的发生与压力的大小和受压时间长短有关。除了自身身体的压力外，还有来自外力，持续正压给氧时持续气道正压通气鼻塞对鼻中隔的压力，机械通气时气管插管对鼻部的压力，及各种管路对皮肤局部的压力等。危重早产儿的呼吸支持会使用机械辅助呼吸或持续气道正压通气，长期持续气道正压通气的鼻塞和气管插管会对患儿的鼻部皮肤产生长时间的压力，易使鼻中隔和鼻部皮肤破损，出现压力性损伤。因为鼻梁部缺乏脂肪组织保护、肌肉层较薄的骨隆突处，一旦受压，引起血液循环障碍。

四、无创通气的压力性损伤的预防

（一）新型敷料的应用

在高危人群可能受压部位贴新型敷料是临床上预防压力性损伤的重要手段。临床上常用的敷料有水胶敷料、液体敷料、泡沫敷料等。新型敷料的使用可在受压皮肤表面形成一层保护屏障，减少受压部位的剪切力，改善局部供血供氧情况，阻碍水分和各种微生物侵入保持皮肤正常 pH 和适宜温度，有效预防压力性损伤。

鼻部压力性损伤的敷料使用：对应用持续气道正压通气鼻塞或气管插管的早产儿，在使用前将水胶体敷料剪成大小尺寸与患儿鼻部相符的"工"字型或"兔耳朵"型（图3-7），贴于早产儿鼻部，需将敷料较好地覆盖于鼻部，包括鼻中隔、双侧鼻翼和上唇近鼻部，再固定气管插管，CPAP 鼻塞需选择大小合适的，勿固定太紧，减少对局部皮肤的压迫。需使用持续气道正压通气模式的早产儿一定要保护好早产儿的面部、鼻部皮肤及鼻中隔皮肤。剪 2 块适合早产儿面部皮肤大小的水胶体敷料贴于患儿两侧脸颊，剪一块适合早产儿鼻部皮肤大小的水胶体敷料，形状类似于"兔耳朵"（图3-7），贴于早产儿鼻部。若发现水胶

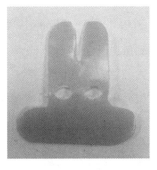

图3-7 "兔耳朵"

体敷料颜色发白,失去黏性,应及时更换。

(二)合理佩戴帽子,选择大小合适的鼻塞或鼻罩

床边护理人员是机械通气上治疗新生儿的主要照顾者,与新生儿有最直观的接触。仔细观察可以减少发生鼻部皮肤损伤的概率。与持续气道正压通气治疗有关的创伤增加了新生儿呼吸窘迫的临床改善机会。合适的佩戴非常重要(图3-8),以下是一些需要记住的关键点:

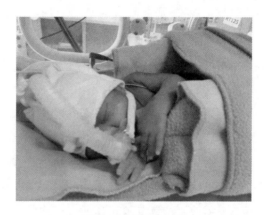

图3-8 鼻塞或鼻罩

(1)用无创呼吸机头帽鼻塞套包中的标准测量工具测量患儿头围及鼻部大小,选择合适大小的帽子及鼻塞或鼻罩。鼻塞的选择应尽可能选取直径接近鼻孔直径,但原则是鼻塞不能接触鼻孔内组织。如果鼻塞直径太小,会有大量漏气导致不能提供足够的持续气道正压通气压力。如果鼻塞直径过大,可能会压迫、磨损鼻孔内组织引起损伤。

（2）帽子前沿盖在眉毛上方，并包住双耳及全部后脑勺。

（3）帽子佩戴于正中位置，固定架位于头正中位。

（4）发生器两根细管正确卡在固定架内，固定架贴片卡在排气管螺纹管上。

（5）鼻部、人中及面部两颊贴水胶体敷料。研究表明，使用鼻屏障敷料可以有效降低鼻损伤的发生，但未确定最佳的屏障敷料。

（6）发生器固定松紧适宜。

（7）鼻罩与鼻塞交替使用，根据患儿的临床情况，在稳定情况下每 2～4 小时取下鼻塞或鼻罩，用润肤油按摩鼻部皮肤。鼻罩与鼻塞两种鼻界面之间的系统转换可以帮助减轻如鼻中隔和鼻孔等敏感部位的压力，尤其是对于出生体重＜1 500 g 的新生儿。

（8）使用的鼻塞较长时，避免将鼻塞的壶腹部全部塞入鼻腔，在保证不漏气的前提下避免鼻塞对鼻腔内黏膜造成压迫。不同鼻塞有不同的要求，应按照厂商说明合理使用。

（三）对持续气道正压通气患儿集中护理

对所有新生儿的评估从胎龄、当前日龄、病史、Apgar 评分和母亲妊娠周期的病例开始。新生儿呼吸通气支持的既往史也应包括支持的类型、每种类型的使用时间、表面活性剂的治疗（时间和剂量）、呼吸暂停的存在，以及与几个小时前或一天前相比早产儿的当前状况。

在获得完整的病史后,护理人员开始通过观察新生儿进行身体检查。

(1)听诊胸部和腹部,检查鼻腔持续气道正压通气的设置,检查新生儿的鼻子。

(2)观察新生儿的皮肤颜色、是否存在呼吸困难、呼吸频率,以及出现的呼吸声音;继续观察胸部对称运动;两边是否对称,胸部的宽度应该大于深度。观察胸廓运动;不均匀的胸壁上升可能表明气胸或其他阻碍呼吸状态的并发症。接下来,评估呼吸频率,计算1分钟的呼吸速率。注意呼吸模式是否有规律或不规则;注意是否存在胸骨或肋间回缩。

(3)评估新生儿的头部,如何在新生儿头部放置。它是否恰当地放置在眉毛上方,或从头部滑动,并拉动鼻子上的位置,确定它们是在鼻腔中;测量婴儿的鼻孔,以确定合适的尺寸。在鼻部周围是否有皮肤颜色变白,鼻子是否有折痕。

五、有创通气的压力性损伤的预防

(1)每4～6小时评估气管插管下方及周围皮肤的完整性、皮肤颜色和皮肤张力,根据患儿胎龄、体重可缩短评估间隔时间。当经鼻气管插管时,气管插管长期作用于鼻部皮肤,当超过毛细血管的正常压力时,即可阻断毛细血管对组织的灌注,引起组织缺血、缺氧甚至坏死。患儿出生体重及胎龄越小越容易发生医源性皮肤损伤。

（2）固定经鼻气管插管胶布时注意气管插管连接端位置方向朝向下肢，避免气管插管上翘而压迫鼻部，呼吸机应放置于暖箱外靠近患儿脚部的位置。

（3）经鼻气管插管固定前，可用水胶体敷料或泡沫敷料贴于鼻部。敷料的使用可在受压皮肤表面形成一层保护屏障，减少受压部位的剪切力，改善局部供血供氧情况，阻碍水分和各种微生物侵入，保持皮肤正常 pH 和适宜温度，有效预防压力性损伤的发生。

（4）有条件可以用使用 NEOBAR 固定经口气管插管，降低气管插管对口唇部的压力，并提高气管插管末端位置的稳定性。

六、鼻部压力性损伤的治疗

（一）评估

将无创通气患儿鼻部损伤的严重程度描述为轻度、中度及重度。轻度鼻部损伤定义为持续性红斑，皮肤完整；中度损伤包括皮肤发紫、出血；重度损伤包括皮肤破损，伴有全层皮肤缺失，鼻中隔缺损。

也可将鼻部压力性损伤的严重程度按照压力性损伤的分期进行评估、描述，按照分期给予相应的治疗。

（二）治疗

1. 轻度鼻部损伤

当患儿正接受无创通气呼吸支持时，评估鼻部皮肤颜色发红，应给予液体敷料局部涂抹；每 4 小时检查患儿鼻部皮肤;鼻罩与鼻塞每4小时交替更换;鼻部鼻罩或鼻塞覆盖部位使用标准水胶体敷料覆盖,当敷料潮湿没有黏性时需及时更换,避免患儿鼻部皮肤发生浸渍的现象。

2. 中度鼻部损伤

当患儿正接受无创通气呼吸支持时,评估鼻部皮肤颜色发紫、表皮破损出血时,应仔细评估损伤部位。损伤部位在鼻中隔,考虑改用鼻罩,避免继续使用鼻塞。鼻罩大小合适,鼻罩下缘靠近上嘴唇,避免靠近鼻中隔。损伤部位在鼻尖或鼻翼部位时,多数是因为使用鼻罩时,鼻罩的尺寸太小或压得太紧所致。因此,可改用鼻塞,使用生理盐水清洗损伤部位皮肤,并使用脂质水胶敷料结合标准水胶体敷料覆盖伤口处,促进伤口愈合。脂质水胶敷料可促进损伤部位皮肤上皮生长,标准水胶体敷料可吸收渗液,促进伤口愈合,并起到减压的作用。

每4小时检查鼻部皮肤,检查损伤部位是否进一步恶化。打开敷料时注意动作轻柔,避免进一步损伤皮肤。换药频率:根据伤口渗液情况选择每2～3天换药1次,敷料浸湿脱落需及时更换。中度鼻部损伤的患儿很重要的护理目标是避免损伤部位感染,伤口感染通常表现为损伤部位周围皮肤红肿,伤口可见黄色组织覆盖。当发生感染时,先对损伤部位皮肤表面进行细菌培养,然后根据感染伤口护理原则进行换药护理。敷料选择银离子敷料抗感染,外敷料使用标准水胶体敷料可吸收渗液,促进伤口愈合,并起到减压的作用。

3.重度鼻部损伤

当患儿发生重度鼻部损伤时,多发生于鼻中隔部位。必须改用鼻罩,禁止继续使用鼻塞。鼻中隔破损处按照伤口护理原则进行护理。用生理盐水棉球轻轻擦拭破损部位,破损部位可见黄色组织或有红肿时,使用银离子敷料结合水胶体敷料覆盖于破损部位。根据渗液情况及时更换敷料,可 1～2 天更换敷料。破损部位好转,未见红肿或黄色组织,或可见粉红色肉芽组织时可选择藻酸盐敷料结合水胶体敷料,更快地促进伤口愈合。

(三) 减轻局部压力

为了减少鼻部损伤的发生,可鼻塞和鼻罩交替使用,并且建议在鼻部皮肤与鼻塞之间使用具有屏障作用的敷料。另外,较小鼻塞的高流量鼻导管吸氧模式是替代呼吸支持模式,可避免鼻部损伤的发生。

鼻塞式无创正压通气是一种很好的过渡方式,鼻塞固定不好大部分与护理人员操作不当有关,运用集束干预策略对护士进行相关知识培训,护士容易接受和理解,提高了护士技术水平,使护士掌握了如何最好地进行鼻塞的固定,从而可以降低鼻部皮肤损伤和朝天鼻的发生。目前在 NICU 中无创机械通气是一种最基本、最重要的呼吸支持手段,而鼻塞固定的好坏直接影响通气的效果和局部皮肤的完整性,制定完善的预防鼻部皮肤完整性受损的集束干预策略并运用于临床是非常重要的。

(陆胜利　杨童玲)

第五节　外周静脉炎及静脉
外渗的预防与护理

外周静脉留置针是由先进的生物材料制成,于1958 年应用于临床,作为静脉输液钢针的替代产品,以其操作简单、套管柔软,对血管刺激性小等优点在我国广泛应用,已越来越为广大患儿所接受,并成为现代许多医院输液治疗的主要工具。外周静脉留置针在新生儿病房的静脉输液使用率非常高。静脉留置针的重复穿刺率低,利于临床间歇静脉用药、紧急抢救用药,减轻了新生儿的痛苦,使患儿在享受安全医疗的同时保护了护理人员的安全,提高了工作效率。但由于新生儿自身特点及操作者的原因等,容易引起局部皮肤感染、导管堵塞、液体外渗等一系列并发症。其中,皮肤感染的发生原因与穿刺部位、无菌技术、留置时间、药物性质和量、穿刺技术以及新生儿自身特点等因素有关。外周静脉(peripheral vein,PV)的建立关键在于选择合适的外周静脉并进行程序化的操作。外周静脉置管是新生儿最常见的静脉输液途径,重点是新生儿在长期住院期间如何有效且有计划选择和保护外周静脉实施穿刺,而不是在大量外周静脉破坏后无法实施穿刺后无奈选择中心静脉置管或者PICC 置管。

一、外周静脉留置针的建立

(一) 适应证

(1) 间歇性连续性输液治疗。

(2) 输液时间长、输液量多的新生儿。

(3) 输液、补充电解质及营养物质治疗。

(4) 输全血或血制品的新生儿。

(5) 明确拒绝或不宜 PICC 等深静脉置管的新生儿。

(二) 禁忌证

(1) 无绝对禁忌证。

(2) 由于民族、宗教信仰等原因忌讳剔除毛发者,禁止头皮静脉穿刺。

(3) 明确以下疾病者,如新生儿颅内出血、新生儿缺氧缺血性脑病等禁止头皮静脉穿刺。

(4) 肢体表皮破损或功能障碍者。

(5) 持续输注刺激性药物,如血管活性药物、发疱剂、一些刺激性较强的抗生素。

(6) pH 低于 5 或高于 9 的液体或药物。

(7) 渗透压＞600 mmol/L 的液体。

(三) 外周静脉导管的选择

(1) 留置针根据整体设计分为密闭式、开放式、安全型(防针刺伤)、防逆流型。

(2) 导管的材质首选聚氨酯和聚亚氨酯。不透 X 线。

(3) 导管的选择要求。在满足输液需求的同时,选择最短最细的导管。选择的静脉必须能容纳导管的长度，并至少是导管粗细的 2 倍以上以保障充足的血流。

（四）静脉的选择

（1）头皮静脉。头皮静脉（scalp vein）表浅，皮下脂肪少，易于穿刺、固定和观察。分颞静脉、耳后静脉、枕后静脉、头皮正中静脉等。

（2）肢体静脉。肢体静脉（extremity vein）较头皮静脉粗直有利于留置针的留置。但新生儿四肢屈曲，活动度大，留置时间不长。分手背静脉、肘部贵要静脉、正中静脉、头静脉、足背静脉、大隐静脉等。

（3）腋静脉。解剖位置相对固定，体表投影相当于上肢外展 90°，自锁骨中点至肘窝中央的连线上 1/3 即为腋静脉（axillary vein）。腋静脉管径粗大，走行直，穿刺成功率高，置管期间便于保护，受患儿活动影响小，减少了机械性摩擦，减少了液体外渗和静脉炎的发生。腋静脉靠近心脏，血流量大流速快，液体进入体内，很快到达上腔静脉，迅速降低液体渗透压，减少了对血管的刺激，复苏或者刺激性药物使用时中心静脉未建立前首选腋静脉穿刺。

（4）颈外静脉。颈外静脉（external jugular vein）属颈部最大的浅静脉，起于胸锁乳突肌前缘，平对下颌角，由下颌后静脉和耳后静脉汇合而成。去枕平卧，头偏向对侧 90°，肩下垫小枕后仰 15°～45°，取头低肩高位，充分暴露颈外静脉。选下颌角和锁骨上缘中点连线上 1/3 处为穿刺点。穿刺时进针速度要快,进针后难以看清血管走向,回血慢,要求穿刺者经验丰富,心理素质强。离腔静脉近,无论在穿刺或输液及护理过程中均应严防空气栓塞。穿刺置管成功后,患儿常处被动体位,不作为常规穿刺部位选择。

(5) 股静脉。股静脉(femoral vein)在股三角区,位于股鞘内,在腹股沟韧带下方紧靠股动脉内侧,如在髂前上棘和耻骨结节之间划一连线,股动脉走向和该线的中点相交,股静脉在股动脉的内侧 0.5 cm 处。穿刺时患儿取仰卧位,垫高穿刺侧臀部,尿布包裹好会阴部,以免粪尿污染。助手约束患儿躯干及上肢,使穿刺侧髋部外展45°并屈膝 90°,助手固定不穿刺侧的下肢及膝关节,双下肢基本成"蛙状位",充分暴露穿刺点。股静脉置管在成人中已证明有较高的细菌定植率,同时股静脉与股动脉、股神经相邻,易误伤动脉、神经,患儿疼痛感较明显,早产儿应尽量避免。

二、外周静脉外渗的预防与管理

液体渗出和外渗(extravasation)是新生儿外周静脉输液的最常见的并发症,指输液过程中由于多种原因致使输入的药液或液体渗出,外渗到正常血管通路以外的周围组织中。表现为肢体肿胀、发白,局部皮肤损伤、坏死,渗漏导致皮下组织钙化等。早产儿血管管腔细小,缺乏皮下脂肪的保护,易发生静脉药物渗出或外渗。新生儿表皮组织薄弱,一旦发生液体渗出或外渗进展较成人更快、更重。当静脉留置针内无回血或淡粉色回血,说明穿刺处渗液,轻者局部肿胀,皮肤绷紧、发亮、发白或发红,穿刺部位有发凉或发热、疼痛等刺激症状,重者可引起组织损伤、皮肤坏死,留下瘢痕甚至功能损伤。

(一)静脉外渗的分级

0级:没有临床表现。

1级:穿刺点周围小范围肿胀(1%～10%)、冲洗遇阻,伴有或不伴有穿刺点周围疼痛。

2级:穿刺点周围轻度肿胀(穿刺点以上或以下 1/4 患肢,或 10%～25%患肢),皮肤发红,伴有穿刺点周围疼痛。

3级:穿刺点周围中度肿胀(穿刺点以上或以下 1/4～1/2 患肢,或 25%～50%患肢),皮肤发白、半透膜状,皮温降低,伴有穿刺点周围疼痛,穿刺点下脉搏减弱。

4级:穿刺点周围严重肿胀(穿刺点上下大于 1/2 患肢范围,或大于 50%范围),血液制品、刺激性液体和(或)发泡剂渗漏,不论肿胀范围大小,皮肤发白、半透膜状、紧绷、有渗出,皮温降低,皮肤变色/坏死,循环障碍,穿刺点下方脉搏减弱或消失,穿刺点周围疼痛,毛细血管充盈时间>4 秒。

(二)药物外渗原因分析

1. 药源性因素

新生儿皮肤细嫩,血管壁薄,通透性高,过酸或过碱均可导致酸碱平衡失调,影响上皮细胞吸收水分,血管通透性增加,组织缺血缺氧,干扰血管内液的正常代谢和机能,引起静脉损伤。人体血浆渗透压的正常范围为 280～310 mmol/L。当输入高渗液体时,由于溶液的高渗可使毛细血管内皮细胞脱水,发生萎缩和坏死,产生无菌性炎症。新生儿常见外渗药物包括外渗性的化学物质、高分子抗生素、高营养性物质和血管收缩剂等。外渗局部皮肤表现:皮肤呈苍白或红晕,静脉血管周边逐渐肿胀。头皮静脉输液外渗局部一般会有肿块鼓起,较易发现;上肢静脉肿胀呈弥散性,较难察觉。在静脉滴注脂肪乳剂外渗时,局部皮肤不红肿,但有白色颗粒状沉积物稍凸出表面;苯巴比妥静脉外渗皮肤会出现苍白或微红、青紫、丘疹、水疱、紫黑色甚至溃烂;如使用 20%甘露醇、10%葡糖糖酸钙、氯化钙、抗生素、抗病毒类药物、能量合剂和多巴胺等药物外渗所致皮肤损伤时,若为轻度炎症改变,局部组织出现大片红肿、肿痛、沿血管出现条索状的红线;若为重度,局部皮肤苍白继而出现水疱,更严重者皮肤直接由红变为紫黑色,形成溃疡。

2. 新生儿因素

新生儿的皮肤稚嫩,角质层薄,皮下毛细血管丰富,局部防御能力差。分析静脉留置针局部渗漏原因,新生儿血管相对于足月儿更细短、管壁薄、弹性差、耐受力差,且部分药物可影响患儿血管壁通透性,从而导致局部液体渗漏;静脉滴注时间较长,可引起患儿血液循环不畅,诱发局部渗漏肿胀;新生儿静脉穿刺部位面积小,难以固定,加之不受约束等常易引起静脉输液外渗;患儿好动,且常因不适而哭闹不安,易造成留置针滑出血管,造成局部肿胀。

3. 护理因素

个别护理人员穿刺技术掌握不足,当静脉留置针角度过小时,输液时容易发生漏液。选择静脉穿刺的部位不当,选择血管不科学,可增加局部渗漏肿胀发生概率,另固定不牢导致留置针滑脱、疏于观察等均是引起局部渗漏肿胀的原因。

4. 留置针因素

留置针型号、穿刺部位、留置时间等均影响输液外渗发生率。留置针型号越小,患儿发生输液外渗的可能性越大,重复穿刺相同部位将增加输液外渗发生率,下肢较上肢更易发生输液外渗。此外,延长留置时间,静脉输液外渗的风险增加。合理选择留置针型号及穿刺部位,缩短留置时间,有利于降低输液外渗发生率。

(三) 预防措施

1. 选择合适的穿刺部位

认真评估、选择适合的部位及血管,提高穿刺成功率。因关节部位活动频繁,留置针在血管内易造成血管内膜的机械性刺激和损伤,导致静脉炎的发生率增高。下肢静脉瓣膜较多,血流缓慢,易导致局部皮肤感染发生,所以一般选择上肢静脉、走向直且弹性较好的血管,

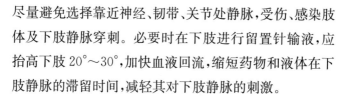

尽量避免选择靠近神经、韧带、关节处静脉,受伤、感染肢体及下肢静脉穿刺。必要时在下肢进行留置针输液,应抬高下肢 20°～30°,加快血液回流,缩短药物和液体在下肢静脉的滞留时间,减轻其对下肢静脉的刺激。

2. 规范操作流程

(1)规范化洗手,严格执行无菌操作,皮肤消毒面积要超过敷贴覆盖面积,防止局部皮肤表面细菌逆行侵入血管。

(2)穿刺前消毒:用有效碘浓度不低于 0.5％的碘伏或 2％碘酊常规消毒 2 遍,待干后进行穿刺;穿刺后消毒:置针成功后,用 75％乙醇消毒穿刺部位皮肤及针柄 1 次,注意避开针眼处。自然风干后采用无菌透明敷贴,敷贴开口方向朝置管,以穿刺点为中心先覆盖,使敷贴自然下垂。将穿刺点置于敷贴的中央,从穿刺点向四周轻压透明敷贴,从框架结构预切口处开始揭除边框,边揭边轻压此处的敷贴,使之更妥善地固定留置针,减少敷贴与皮肤间的缝隙。

(3)首次穿刺失败后的留置针勿再使用,穿刺后套管脱出的部分勿再送入血管。

3. 输液观察

输注高浓度、刺激性强的药物宜选择粗直血管,减慢输液速度,减少高渗液体的连续输注,加强观察。输注特殊药物时须有醒目的标识,15～30 分钟观察 1 次,做到"一看二摸三对比",如有渗漏及时报告,根据药物性质采取不同处理方法。对输液的静脉耐受很大程度上受输液渗透压的影响,必须注意高渗溶液。血管加压剂和酸性溶液在外渗时会造成局部皮肤缺血性坏死,输注过程中应密切监测。同样,钙剂也因其会引起严重的皮肤损伤而引起护士警觉。钙剂外渗引起的皮肤损伤可通过使用中心静脉来预防。理想情况下,应使用尽可能接近生理渗透压的液体;外周静脉血管通路耐受的葡萄糖浓度应≤12.5%,渗透压 < 900 mmol/L,药物 pH 为 5~9,氨基酸浓度不超过 2%;需长期输入强刺激性药物的新生儿应尽早选用 PICC。

4. 日常管理与维护

(1) 置管前:向父母解释置管的目的,对治疗方案,患儿血管情况进行评估,有计划地安排静脉穿刺计划。无陪护病房及监护室更强调选择性保护静脉。

(2) 置管后:严格按规定进行置管部位的日常护理评估。

(3) 导管的固定:选用无菌透明敷料进行置管部位的覆盖已经成为一种最普遍的方法,便于临床直接观察。针柄处根据情况用水胶体敷料衬垫,禁止覆盖穿刺点;输液针柄用条形胶布交叉固定于肝素帽上。敷贴内出现渗血、渗液、松动、卷边应及时予以更换。若更换后仍有渗血,应拔除留置针重新更换穿刺部位。无异常情况,无菌敷贴可不用更换。沐浴时保护好留置针,避免浸湿导致敷贴浮起、留置针滑脱、出血、感染等。做好床旁交接班,发现穿刺部位有红肿、渗漏、分泌物(呕吐物、尿液、大便)污染时应及时拔除重新穿刺。关于留置针的留置时间,建议出现下列临床指征时才更换,如滴注速度减慢或不滴、局部有渗出、穿刺点周围皮肤有发红等。

(4)记录:避开穿刺及置管前方部位粘贴标签,标注穿刺时间、穿刺操作者。交班记录输液部位、有无红肿等异常情况。

(5)封管与冲管:采用"SAS"步骤,即生理盐水→给药→生理盐水。用生理盐水将导管内残留的药液冲入血管,避免因刺激局部血管而造成的化学性静脉炎,减少药物之间的配伍禁忌,应用于两种药物输注之间或封管前。冲洗液的最少量应为导管和附加装置容量的2倍。采用正压脉冲式(间歇推注法),有节律地推动注射器推注生理盐水,慢一下,快一下,使导管内的生理盐水产生涡流,直至导管内透明,无药物及血液沉积为止。

(6)评估与观察:至少每小时或根据操作规程来评估导管与皮肤的交接部位、周围组织和导管尖端部位是否有肿胀、发红、变白、渗漏,并做好记录;为防止外渗损伤,需要评估覆盖该部位的透明敷料的完整性。常见的外溢部位包括手背、肘前窝和脚踝,渗透的迹象包括局部肿胀、渗漏或不适、红斑和皮肤凉。严重时可能会出现皮肤变白和起疱的情况,也可能会发生皮肤脱落或较深的组织坏死。

(7)日常维护:不同的穿刺部位,日常注意点也略有区别。部位为头部时,睡觉、喂养时应避免穿刺侧卧位,避免患儿抓、拉、拔;肢体部位,注意保暖;腋下静脉,较隐蔽,平卧位时不易识别渗出现象,注意双侧胸廓、手臂、肩膀做对照观察。

(8)干预与预防:必须重在预防、增加安全意识,提高认识水平,加强巡视观察。对使用血管刺激性强和渗透压高的药物及末梢循环差的患儿,应选择粗大、血流丰富的静脉穿刺,不宜选择手、足小静脉,避免选择靠近神经、韧带、关节的手背、腕和肘窝部静脉。一些渗透压较高的液体如静脉高营养液应避免在外周静脉滴注,如必须输注时应注意稀释,并注意输注的速度和配伍禁忌。

5. 培训

加强对护士静脉治疗和高危药物知识的培训,提高护士的理论水平和评估能力。输液泵用于控制特殊药物、高渗液体的滴注速度,特别是对血管有刺激性的药物。加强医疗护理合作,及时沟通,对于某些特殊的高渗药物(如钙、硫酸镁等)可按标准比例尽量稀释,以减少对血管的刺激。

6. 质量控制

加强静脉输液重点指标的监控、增加床边巡查及对重点问题的临床指导,完善静脉输液相关治疗制度及操作流程,制订月质量控制计划,每月有计划对全院各科室进行静脉输液专科护理质量巡查并及时反馈。组建静脉治疗项目管理小组,制定质量管理制度、加强监督对规范

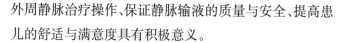

外周静脉治疗操作、保证静脉输液的质量与安全、提高患儿的舒适与满意度具有积极意义。

7. 高新技术的应用

随着循证医学的不断发展,静脉穿刺不断涌现出新辅助方法。王亚楠等研发一种静脉穿刺辅助装置,通过发射红外线,使静脉血管显现在液晶显示屏上,护士在可视化情况下实施穿刺,结果显示,提高了护士穿刺成功率,减少输液外渗发生。此外,目前关于超声引导小儿外周静脉穿刺相关研究也有开展,但改善输液外渗的效果观点不一。因此,今后仍需开展相关研究,进一步探讨其效果。

(四) 静脉外渗造成的皮肤损伤的处理

1. 干预的程度取决于液体外渗的分级

外渗液体的性质及其特异性决定解毒剂的利用度。

2. 一旦发生外渗立即停止渗出部位输液

评估肢体肿胀程度,单纯肿胀者先拔除留置针;肿胀伴有水疱者,由于敷贴张力较大者去除敷贴易出现大片水疱伴表皮撕脱伤,建议先去除留置针,暂时保留敷贴,等消肿后再去除敷贴。去除敷贴时在敷贴外周涂抹润肤油或使用黏胶去除剂可以避免敷贴揭除时皮肤撕脱伤。消肿可外用喜疗妥软膏,抬高外渗肿胀部位有助于减轻水肿。

3. 解毒剂

(1) 透明质酸酶的应用。透明质酸酶(hyaluronidase,

HAase)作用机制是降解作用,促进渗出液的分布和吸收。

配制方法:用 0.9 ml 的生理盐水稀释 0.1 ml 的 150 U/ml 溶液,配成 15U/ml 的浓度。

给药方法:需立即拔针,抬高外渗处的肢体,注射 1 ml 的 15 U/ml 溶液(每个部位 0.2 ml),用 1 ml 无菌注射器在渗出部位四个象限及渗出的中心位置分别皮下注射 0.2 ml 的透明质酸酶溶液。每次注射时需要更换针头,避免交叉感染。透明质酸酶局封对于与钙、肠外营养液、抗生素、碳酸氢钠等相关的液体渗出均有效。治疗 2 小时内渗出的效果明显,12 小时以内的渗出均可使用。任何一个发生静脉外渗的新生儿都是透明质酸酶的适用者,可以减少疼痛和组织受损的程度。

(2)酚妥拉明。酚妥拉明作用机制是竞争性的 α- 肾上腺素能阻滞剂,使平滑肌松弛和充血。使用方法:取酚妥拉明 10 mg 用生理盐水稀释至 10 ml,按照透明质酸酶皮下注射的方法进行皮下注射,剂量为 1 ml/mg,每个部位 0.2 ml,共 5 个部位;剩余的酚妥拉明可用于热敷渗出部位。酚妥拉明局封能有效治疗 α-肾上腺受体激动药物(肾上腺素、异丙肾上腺素、去甲肾上腺素、多巴胺、多巴酚丁胺)的渗出。在 1 小时内渗出就进行局封效果最明显,12 小时以内的损伤均可使用。酚妥拉明的药物不良反应为低血压、心动过速和心律不齐,尤其是早产儿应用时更须特别警惕低血压的发生。皮下注射 1～2

象限后需要同步监测血压,若血压偏低,待血压恢复正常后再注射其余象限。皮下注射后,根据渗出的严重性可考虑将剩余的 0.9 ml 药液与生理盐水稀释后用无菌纱布进行渗出部位湿敷 2～3 小时,同时监测患儿的血压。

4. 液体冲洗法

液体冲洗法由英国医师 Gault 于 1993 年提出,使用透明质酸酶或者生理盐水,通过皮下组织冲洗来稀释和去除渗漏液,减轻对组织的进一步损伤。国外文献报道发生严重静脉外渗时,应立即停止输液,拔除外渗处置管,静脉注射止痛剂如芬太尼。30 分钟内由整形外科介入,在最肿胀或变色区域做多个全层皮肤切口(≤3 mm 长)。切口的数量为 2～6 个,每个切口距离 5 mm 或更多;充分的生理盐水浸润和冲洗外渗区域;平均生理盐水注射量 60 ml(范围 10～160 ml),使用 25G 医用套管针接 5 ml 注射器。治疗结束时,用一层石蜡浸渍纱布敷料和一层聚维酮碘湿纱布敷于伤口上,并使受损处的肢体抬高 24 小时。通过二次愈合以达到痊愈,每日更换敷料的同时评估渗出区域,直到完全愈合。

冲洗方法是严格消毒后,在外渗部位中心和边缘处行多点穿刺,观察 5 分钟后皮肤颜色有无改变。在皮肤苍白处周围和中央部位沿皮肤纹理行 6 个小切口,并分别从不同小切口处行 0.9% 温氯化钠冲洗,当可见液体从小切口处流出,原皮肤苍白处颜色转为红润,皮温恢复,即停止冲洗。同时轻轻按摩肿胀的手背和前臂,使多余的液体不断从小切口处渗出,待肿胀好转后,外敷水胶体敷料,并抬高肢体。

三、静脉炎的预防及管理

（一）静脉炎的定义及分级

静脉炎是外周静脉留置导管相关的最常见的严重并发症。静脉炎是指由于静脉内输入浓度高、刺激性强的药物,及静脉内长期放置刺激性较大的导管引起的局部静脉化学性反应,主要有机械性、化学性、感染性以及血栓性静脉炎。其原因为局部静脉的损伤、药物因素、机械因素、微粒污染及物理因素如操作不当等。

静脉炎分为 5 级:

0 级:没有症状。

1 级:输液部位发红,有或不伴疼痛。

2 级:输液部位疼痛伴有发红和（或）水肿。

3 级:输液部位疼痛伴有发红和（或）水肿,条索状物形成,可触摸到条索状的静脉。

4 级:输液部位疼痛伴有发红和（或）水肿,条索状物形成,可触摸到条索状的静脉>2.5 cm,有脓液流出。

输液诱发静脉炎的因素分可干预性和不可干预性。可干预因素有液体的 pH、渗透压张力、液体输入的速度和总量、穿刺的部位、导管的材质、尺寸。不可干预的因素有患儿机体因素和药物本身的刺激因素。

（二）原因

静脉炎根据危险因素分为机械性静脉炎、化学性静脉炎、细菌性静脉炎、血栓性静脉炎。

1. 机械性静脉炎的常见原因

穿刺部位固定不牢靠、针头滑动、在靠近关节处穿刺，由于关节活动使针头与血管壁产生摩擦引起发，在同一根血管上反复多次穿刺损伤静脉引发静脉炎。

预防措施：合理选择输液工具的材质、型号，提高穿刺技巧，避免在关节部位穿刺，规范固定，对长期静脉注射者应经常更换注射部位。

2. 化学性静脉炎的常见原因

药物稀释不足，pH、渗透压过高，药物留置时间过长，刺激性药物输液后没有进行充分冲管，都会导致血管内膜受损，引发静脉炎。正常人血浆的渗透压为 280～310 mmol/L。当输入药物的渗透压＜450 mmol/L 可引起静脉轻度损伤，渗透压 450～600 mmol/L 可引起静脉中度损伤，渗透压＞600 mmol/L 可引起静脉重度损伤。静脉输入药物的 pH＞9 或＜5 会导致人体血浆 pH 发生变化，损伤血管内膜，导致局部血小板凝聚，释放前列腺素、血栓素和白三烯等炎性因子，增加血管壁的通透性，容易出现局部血管的白细胞浸润性炎症，就出现静脉炎。预防措施：输入非生理性 pH 的药物时，适当加入缓冲剂，使 pH 尽量接近 7.4 为宜；输入高渗性药物时，应与其他液体混合输入，而且调节合适的输液速度，使其有充分稀释机会;输入刺激性较强药物时,应尽量选用粗大血管,几条血管轮流使用,或采用深静脉置管输液。

常见的刺激性药物有青霉素、头孢菌素、两性霉素B、阿昔洛韦、更昔洛韦、苯丙巴比妥、二氮䓬平、高浓度钾制剂等;常见的发疱剂有抗肿瘤药物(长春新碱)、钙制剂、显影剂、多巴胺、硝化钠制剂、高浓度葡萄糖等。

3. 细菌性静脉炎的常见原因

在整个输液治疗过程中有任何尘埃、玻璃屑,或是无菌技术操作不规范,细菌入血,都会使血管壁变硬发炎。

预防措施:认真评估穿刺部位皮肤状况,严格执行无菌操作,连续输液超过 24 小时应更换输液器,置管部位宜覆盖无菌透明敷料,并注明置管及换药时间,敷贴不粘或被污染时应及时更换,更换时同样以碘伏消毒穿刺点,消毒范围直径大于敷贴覆盖范围。

4. 血栓性静脉炎的常见原因

常先有静脉内血栓形成,之后发生静脉对血栓的炎性反应。新生儿静脉治疗的特点是血管细小而壁薄、通透性强、皮下组织丰富、皮肤薄嫩、易受伤和发生过敏,免疫系统发育未成熟,易发生感染,因此新生儿是外周静脉治疗相关并发症的高风险人群。其主要发病原因是穿刺使血管内皮损伤,输液微粒形成栓子,封管技术不当造成血栓形成,由于病变累及的都是中小浅静脉,管腔内虽有血栓形成和堵塞,但不会引起静脉血液障碍,整个肢体肿胀少见。

（三）预防及处理

早期发现并及时处理，是控制静脉炎发展的有效措施。当皮肤颜色改变（红、白、紫），感觉异常（痒、痛、麻），肿胀，变硬，渗出，均需采取有效的干预措施。

1. 水胶体敷料的使用

水胶体敷料是弹性高分子水凝胶与合成橡胶、黏性物质混合而成的敷料，主要成分是羟甲基纤维素，它可以牢固地附着在皮肤上，有效预防及治疗静脉炎。水胶体敷料能形成缺氧张力，刺激巨噬细胞和白介素的释放，促进局部血液循环，加速炎症的消退，对新生儿高渗性液体渗出的治疗及预防中心静脉导管相关感染具有重要作用。穿刺成功后，将水胶体敷料覆盖在穿刺部位及针翼上，可吸收部分渗出物，减少局部肿胀和皮肤发红；同时水胶体敷料具有自溶清创能力，选择性清除坏死组织，吸收大量渗出液体和有毒物质，形成一种凝胶，保护暴露的神经末梢，缓解药物外渗后刺激末梢神经从而减轻疼痛；增加创面愈合，恢复舒适。

2. 水凝胶敷料的使用

水凝胶敷料是一种新型的敷料，主要成分为吸湿性聚氨酯凝胶，其主要机理为覆盖一层透气但不与细菌相容和液体透过的聚氨酯薄膜，提供密闭湿性环境，有利于毛细血管增生，使缺氧、缺血症状予以改善，对白细胞介素和巨噬细胞释放具有刺激作用，有利于炎症消失。56%的含水量与人体湿度相接近，其对皮肤进行持续释放水分,吸附多余的水分。使用后能快速达到清凉止痛的效果,使患儿舒适度提升,延缓静脉炎的进展。水凝胶敷料的优点还有透气不透水,局部沐浴和清洗对其没有影响;透明外观,便于对患处皮肤进行观察等。

3.透明敷贴的选择

透明敷贴具有固定牢靠、防水、安全、抗菌性、透气性、黏性强、易于观察、局部减压、不容易卷边等优势,被广泛应用于静脉留置针的固定。可选用低敏性、透气性能良好的透明敷贴,降低致敏的可能性。正确使用皮肤消毒剂,应待消毒剂完全自然干燥后,再粘贴敷料。正确粘贴敷料,将敷料自然下垂,将穿刺点置于敷料的中央,从穿刺点向四周轻压透明敷贴。

4.静脉输液过滤器的使用

静脉输液过滤器与目前普通的输液器相比,能够有效地滤除药液中不溶性的微粒,从而减少了微粒对血管壁的刺激。微粒随血液循环进入人体后,由于其颗粒的粗糙面引起血管内皮的损伤,管壁的不光滑加上药物的刺激引起血小板的黏附,从而导致了血栓和静脉炎的发生。脂肪乳剂组液体输注使用 1.2 μm 大小孔径的静脉输液过滤器,不含脂肪乳剂的药液输注使用 0.2 μm 大小孔径的静脉输液过滤器。

5.喜疗妥的使用

喜疗妥主要成分为多磺酸黏多糖,是从动物脏器中提取出来,可有效渗透深层皮下组织。喜疗妥可作用于纤维蛋白溶解系统、凝血系统,发挥有效抗血栓作用,同时该药还可以缓解水肿,促进血肿的吸收,并可抑制补体系统、前列腺素以及参与分解的酶而起到有效抗炎、止痛的作用。

6. 物理疗法

物理疗法是指应用物理因子以及物理方法作用于机体,引起体内一系列生物学效应,以消除病因,恢复生理平衡。在治疗机械性静脉炎中,所用到的有效物理疗法有红外线理疗、超短波理疗等,每日 2 次,每次 20～30 分钟,通过降低神经末梢的兴奋性而达到消炎止痛效果。

静脉输液是临床护士最基本的工作内容,静脉输液外渗及静脉炎的发生虽是临床之常见的护理问题,致新生儿皮肤坏死也偶有发生,若药物外渗于血管周围组织,轻者引起局部肿胀疼痛,重者引起组织坏死,甚至造成功能障碍增加患儿痛苦,由此而引发医疗纠纷,加重护士的工作压力,因此必须引起高度重视。护理人员在实施操作前应认真评估,积极排除相关并发症不利影响因素,可有效预防并发症的发生。根据患儿病情和治疗需求,合理选用符合标准的输液器、注射器,严格执行操作规程;同时与有陪护的患儿家属主动沟通交流,协助家属做好静脉留置针的管理,对提高静脉输液质量以及保障患儿安全具有相当重要的意义。输液过程中加强巡视,仔细观察评估,发现异常立即采取针对性治疗措施,可减少外渗的发生,从而减轻患儿的痛苦,提高新生儿家属的满意度。

(时富枝 陆胜利)

第六节 中心静脉置管的皮肤损伤相关并发症的预防与护理

经外周静脉置入中心静脉导管(percutaneously inserted central catheters,PICC)是从外周可见的血管进行穿刺,将导管留置到中心静脉的方法,广泛用于新生儿重症监护病房,是新生儿静脉营养以及应用刺激性药物的血管通路,至少46%的极低出生体重儿在住院期间需要留置PICC。但PICC在新生儿的应用与护理过程中仍然会出现一些并发症,以下内容主要介绍中心静脉置管的皮肤损伤相关并发症的预防及护理。

一、中心静脉置管皮肤损伤相关并发症的预防及护理

(一) 局部肿胀

1. 症状与体征

新生儿在置管后的前几天,可出现同侧肢体的轻度水肿,如导管位置正确无须拔管。导管异位而出现同侧肢体或肩胛部位肿胀,推药时新生儿疼痛哭吵,穿刺部位渗液等并发症,考虑拔除导管。

当出现中心静脉置管穿刺侧肢体肿胀明显,肢体颜色发紫,肢体温度较对测凉,可考虑血栓的可能,可通过血管造影(诊断血栓栓塞的"金标准")或血管超声技术确诊。新生儿PICC致血栓形成的发生率为0.63%(1/159),任何异物进入静脉的导管都可引起血小板和纤维蛋白原聚集,从而引起血栓,表现为肢体、面部、颈部、胸部肿胀。持续的留存导管大大增加了血栓形成的危险,导管的材质、管径大小也是血栓形成的相关因素。血管壁受损及血液的高凝状态也易诱发血栓形成。

2. 预防与处理

检查穿刺侧的上臂及肩胛处,头皮静脉置管时检查同侧颈部,下肢静脉穿刺时检查肢端的血液循环,以便及时发现肿胀情况。置管后如发现同一肢体前后对照或双侧对照周径相差在0.5 cm以上,增加测量频次,外涂喜疗妥药膏。

为了防止血栓形成,在置管时尽量选择较细的导管,以使血流充分流经导管周围,并确保导管尖端位于血流量丰富的血管内。穿刺过程中,注意保持静脉内膜完整无损,使导管位于一个不利于血栓形成的环境。一旦证实血栓栓塞由导管引起,应立即拔除导管。新生儿静脉血栓栓塞治疗应谨慎使用尿激酶或链激酶等进行溶栓治疗,尤其是极超低出生体重儿,有引起颅内出血的风险。可使用肝素或小分子量肝素治疗,其主要不良反应也是出血。

（二）静脉炎

1. 症状与表现

PICC 导管置管后 2～3 天穿刺侧肢体沿着静脉走行方向出现皮肤发红、硬肿，成索状硬条，多为机械性静脉炎。与 PICC 穿刺送管时动作不正确，静脉输入强刺激性、高浓度药物等原因造成损伤静脉内皮细胞有关。

机械性静脉炎为急性无菌性炎症，常发生于置管后48～72 小时。由于导管对血管壁的摩擦、撞击作用，造成血管痉挛和血管内膜损伤，血管内膜损伤后释放组胺、5 羟色胺、缓激肽、前列腺素、前列环素等炎症介质，这些物质能扩张细小血管使血管通透性增加，血液从血管中渗出，形成局部炎性水肿，导致机械性静脉炎。

2. 预防与处理

PICC 置管时严格无菌操作，穿刺时佩戴无菌无粉手套，有粉手套用生理盐水冲洗，不要用戴手套的手直接接触导管。送导管过程中操作动作应轻柔，勿强行送管。发生静脉炎时，外涂喜疗妥药膏或贴水胶体敷料。若静脉炎症状持续加重，一旦发生机械性静脉炎经处理后如症状不缓解或加重，需立即拔管，所以预防是关键。穿刺前应首先选择最佳血管，如有感染，或血管情况不良，则避免穿刺；其次，严格无菌操作，提高穿刺技巧，力争一次成功，以减少对血管的不良刺激。

在穿刺点上方常规覆盖水胶体敷料，避开敷贴覆盖范围。水胶体敷料的使用可有效减少 PICC 置管后机械性静脉炎的发生。75%的静脉炎发生与护士的穿刺技巧有关。在静脉炎的预防中,提高护士的穿刺技巧和穿刺成功率势在必行。

另外需要加强护理,接触患儿必须严格洗手,更换敷料以及输液管道时执行无菌原则。输注刺激性药物速度宜慢,每日测量臂围或腿围。当发生静脉炎时,可以抬高患肢、热敷、避免剧烈活动,红肿部位用喜疗妥外抹,如3天后未见好转应拔管。穿刺后的24小时应严密观察穿刺点是否有出血,每班观察并记录PICC管道的外露长度,是否有导管异位和脱出,每班测量双侧上/下臂围或腿围,相差>2 cm时,应报告并及时处理。

二、PICC 局部皮肤损伤的常见类型及预防措施

PICC 局部皮肤反复地暴露于消毒剂,频繁地更换敷贴,维护不到位,都可能会促使皮肤完整性受损。PICC局部最常见的皮肤问题:潮湿相关性皮肤损伤、接触性皮炎、机械性皮肤损伤、毛囊炎、穿刺点发生感染。

导致皮肤损伤的因素包括内源性和外源性因素。内源性因素,如年龄、种族、皮肤疾患(如湿疹、皮炎、慢性渗出性溃疡、表皮松解症等)、基础疾病(如肾衰竭、全身感染等)、营养不足、脱水等。外源性因素包括环境湿度过低或过高,皮肤清洗剂的使用,特殊用药(如免疫抑制剂、抗凝血药等),光照损伤,反复地使用和移除胶带、敷贴等。

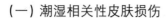

（一）潮湿相关性皮肤损伤

潮湿相关性皮肤损伤（moisture-associated skindamage，MASD）是由于长期暴露于刺激的潮湿液，引起皮肤炎性反应甚至侵蚀糜烂，最后导致感染，如使用不透气的敷贴或患儿出汗明显时，会导致角质层的通透性增加，皮肤抵抗力下降，容易触发炎性反应。皮肤表现皱缩、潮湿、柔软，甚至逐渐出现皮肤苍白，这种皮肤损伤也被传统地描述为浸渍。

预防措施：在穿刺 PICC 后，待皮肤完全干燥后，再贴敷贴；也可在贴敷贴前涂抹无菌保护膜，涂抹时避开 PICC 管道。

（二）接触性皮炎

PICC 局部皮炎主要为刺激性接触性皮炎（irritant contact dermatitis，ICD）和过敏性接触性皮炎（allergic contact dermatitis，ACD），接触性皮炎约 80％为刺激性接触性皮炎，较常见于新生儿。ICD 是一种非致敏作用参与的炎性反应，因暴露于刺激性物质所触发，是最常见的接触性皮炎。刺激性物质渗透进入皮肤，破坏皮肤的屏障作用，诱导内源性危险信号的发出，危险信号不仅能直接损伤角蛋白细胞，且能促使细胞因子和炎性反应趋化因子释放，最后引起血管扩张和炎性反应细胞移行至表皮层，导致炎性反应和皮肤红斑。ICD 的最初表现是似烫伤样皮肤，在红斑的基底部出现丘疹或者小囊疱，甚至可能会发展为渗出液和（或）水肿。这些损伤同时依赖于刺激物质与皮肤接触的时间、刺激物质的浓度及刺激强度。

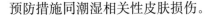

预防措施同潮湿相关性皮肤损伤。

（三）机械性皮肤损伤

摩擦力是表面皮肤损伤的因素之一。肘窝存在不可避免的活动产生摩擦力，黏胶敷料下存在轻微的摩擦力，加上敷贴对导管持续不减的压力，以致输液装置周围皮肤发展为压力相关性皮肤损伤。

黏胶相关性机械性皮肤损伤常见类型：皮肤剥离和张力性水疱；频繁地去除敷贴，容易破坏表皮多层细胞以致暴露出潮湿面，从而触发炎性反应；全表皮损伤时将暴露潮湿的真皮层及神经末梢，出现疼痛等不适。当皮肤表面与敷料的黏合力大于皮层之间的内聚力时，去除敷贴会致表皮层与真皮层剥离，形成张力性水疱。如果敷贴缺乏弹性和透气性，也可能会引起张力性水疱。导致皮肤剥离的因素包括：使用强效敷贴或增黏剂、使用和移除黏胶的方法不对、表皮明显松弛等。张力性水疱也被描述为胶带性水疱，它主要与敷贴过度拉伸、粘贴过紧、在皮肤表面形成明显的拉力和剪切力有关。

预防措施：每次更换敷贴时，注意动作要轻柔，将敷贴用无菌生理盐水或皮肤黏膜消毒液完全湿润后再慢慢去除。粘贴敷贴前充分待干后，避开导管擦拭无菌保护膜。

（四）毛囊炎、穿刺处感染

极超低出生体重儿皮肤发育不成熟，在肩部及大腿根部会有较多的毛发。因此，PICC局部毛囊炎和穿刺点感染在临床上也常见。毛囊炎是一种毛囊局部炎性反应，表现为局部皮肤出现化脓或非化脓性丘疹,主要由于反复去除黏胶致毛发被慢性牵拉诱发。穿刺部位局部感染表现为局部皮肤红和压痛甚至脓性分泌物渗出等。局部皮肤的炎性反应,如未及时处理,将会发展为导管相关性血源感染。

处理措施:穿刺及维护时需严格无菌技术;一旦确定穿刺点发生感染可在穿刺点局部使用无菌银离子敷料覆盖,起到抗菌的作用,再覆盖敷贴。

三、敷料更换

(1)置管后 48 小时内更换敷料 1 次。密切观察穿刺点及周围皮肤的完整性,如穿刺部位出现渗血、渗液,或敷贴出现松动、污染、完整性受损时则需要立即更换敷贴。

(2)更换敷料时,由四周向中心揭开贴膜,再自下向上拆除敷料,注意勿猛拉,防止脱管或导管异位。检查穿刺处皮肤情况,有无红、肿、热、痛及流脓,必要时取分泌物做细菌培养。用消毒棉签以穿刺点(导管入口处)为中心环形消毒局部皮肤 2~3 次,直径约 10 cm。待干后贴好新的贴膜。

(3)消毒过程要严格无菌操作,勿将胶布直接贴到导管体上。不能用乙醇擦拭导管以免硅胶导管老化受损。发生穿刺点感染时可在穿刺处使用无菌银离子敷料,再粘贴敷贴。

(4)敷贴固定时必须将导管圆盘固定入内,圆盘下方需要交叉固定,避免重力作用导致导管脱管。

(杨童玲)

第七节 医源性黏胶相关皮肤损伤的预防与护理

医用黏胶是用来拉合伤口边缘或将一些外在物品如胶布、敷料、导管、电极片、造口袋等固定于皮肤的产品，在医疗护理环境中被广泛使用的同时，所导致的皮肤损伤却没有引起医务人员的足够重视。新生儿皮肤角质层薄、屏障功能脆弱，医用黏胶若使用不当，在去除黏胶时皮肤表皮层可能会被一起撕除，从而导致疼痛、感染、伤口面积增大和伤口愈合延迟等，降低患儿的生存质量，增加了医疗负担。医源性黏胶相关皮肤损伤（medical adhesive related skin injury，MARSI）在 NICU 患儿中的发生率最高。

一、定义及分类

2013 年，国际皮肤护理及造口护理协会发布一项专家共识，将 MARSI 定义为医用黏胶移除后，皮肤出现持续 30 分钟甚至更长时间的红斑伴或不伴水疱、糜烂或撕裂等皮肤异常的症状。

MARSI 的类型主要有机械性损伤、皮炎、浸渍及毛囊炎等。机械性损伤包括表皮剥脱、皮肤撕裂伤及张力性损伤；皮炎包括接触性皮炎及过敏性皮炎；浸渍是指由于皮肤长期处于胶布或敷贴下潮湿的密闭环境，皮肤出现起皱、发白或发灰的状况;毛囊炎是由于剃毛后使用黏胶产品,导致细菌滞留在胶布或敷贴下而引起毛囊的炎性反应,表现为毛囊周围的红肿,可为非化脓性的丘疹或脓疱。

二、医源性黏胶相关皮肤损伤的风险评估

识别 MARSI 的高风险患儿是预防的重要部分,明确相关风险因素,利用风险评估工具在使用医用黏胶产品前对患儿进行综合全面的评估,针对高风险患儿实施适宜的防护措施,是预防和减少 MARSI 发生的关键。

(一)医源性黏胶相关皮肤损伤风险因素

新生儿为 MARSI 的高危人群,与其皮肤特点密切相关。新生儿的皮肤角质层因缺乏表皮细胞,厚度只有成人的 40%～60%,而极超低出生体重儿的角质层只有2～3 层,甚至有些患儿没有角质层,且发育不成熟,屏障功能脆弱,使用医用黏胶产品时易使致敏原、化学物质和微生物进入机体,造成皮肤过敏和感染。同时新生儿的真皮层发育不如成人完善,皮脂腺较少,表皮与真皮之间连接欠紧密,皮肤游动大,撕揭胶布时皮肤容易出现表皮剥脱。此外,新生儿本身的内部因素如胎龄小、皮肤条件差(出现湿疹、皮疹、慢性皮肤溃疡等)、营养不良、脱水等也是 MARSI 的相关风险因素。NICU 环境中不适宜的温度、湿度,以及影响患儿皮肤功能的治疗措施也会增加MARSI 的发生机会。强烈的皮肤消毒、过度的沐浴以及

环境湿度低造成的皮肤干燥,长期处于潮湿的环境,使用免疫抑制剂、抗生素、抗凝剂、激素等药物,接受蓝光治疗以及频繁使用医用黏胶产品等都是 NICU 新生儿发生MARSI 的风险因素。

(二) 医源性黏胶相关皮肤损伤风险评估工具

1. 新生儿风险评估表

新生儿风险评估表(NSRAS)因包含对新生儿的皮肤风险评估而被广泛应用于 NICU 中,该量表由 Huffines及 Logsdon 于 1997 年在对 Braden 量表进行改良的基础上形成,其评估内容更适用于婴幼儿。包含一般生理状况(胎龄)、知觉感受、可动性、活动度、营养、潮湿度 6 个维度,每个维度分为 4 个条目,各条目均采用 4 分制计分,总分为 6～24 分,得分越高,表示风险度越高。其中一般生理状况、活动度和营养这 3 项指标的可靠性高,而知觉感受、可动度及潮湿度这 3 项指标的测量者间信度较低,当仅保留一般生理状况、活动度和营养这 3 项指标,用 5 分作为临界值时。量表的敏感度为 83%,特异度为 81%,测量者间信度为 97%。NSRAS 是针对新生儿皮肤损伤风险的评估量表,对新生儿压力性损伤风险的预测能力较高,也可用于识别 MARSI 的高风险患儿。

2. 新生儿皮肤状况评分表

新生儿皮肤状况评分表(NSCS)由 Lund 等于 2001年编制,量表分为 3 个维度,12 个条目,分别针对新生儿的皮肤干燥度、红斑和皮肤破损情况进行评估,量表所得分数为 3～9 分,3 分表示皮肤状况正常。分数越高,表示皮肤状况越差。该工具的总量表和 3 个分量表都具有较好的信度,测量者内信度为 70%,测量者间信度为 60%,证实单个和多个评分者使用 NSCS 评估不同体重和种族群体的皮肤状况时,该工具的可靠性都较高。NSCS 的评估范围从极低出生体重儿到足月的健康儿,为新生儿的皮肤状况评估提供了客观可靠的工具,可帮助医务人员及早辨识新生儿出现的 MARSI,同时也可用于评估 MARSI 的破损严重程度。

3. NICU 新生儿医源性黏胶相关皮肤损伤风险评估量表

桂园园等于 2016 年编制,该量表分为 3 个维度,7 个条目,分别针对 NICU 新生儿的胎龄、皮肤干燥度、潮湿度、诊疗操作等进行评估(表 3-5)。该量表中纳入了蓝光治疗、喂养方式的评估。利用该风险评估量表在新生儿入院时进行科学、细致的风险评估后,针对分值等于或高于临界值 18 分的高风险新生儿,及时采取有效的干预措施,可有效预防 MARSI 的发生。

表 3-5　新生儿医源性黏胶相关皮肤损伤
(MARSI)风险评估量表

维度	条　目	1 分	2 分	3 分	4 分	分数
一般生理情况	胎龄	>38 w	>33 w	>28 w	≤28 w	
	入院日龄	>3 w	>2 w	>1 w	<1 w	

（续表）

维度	条　目	1分	2分	3分	4分	分数
皮肤情况	水肿	正常，无水肿	比较水肿，范围及下肢/上肢	水肿，范围及四肢	严重水肿，范围及周身	
	干燥程度	正常，无干燥	比较干燥，可见部分脱皮	干燥，可见周身脱皮	非常干燥，开裂/皲裂	
	潮湿度	正常，无潮湿	有时潮湿，大约每日更换床单2次	潮湿，每日更换床单次数大于2次	持续潮湿，每次翻身时皮肤都潮湿	
治疗情况	喂养方式	持续母乳喂养可满足营养需求	通过鼻饲喂养可满足营养需求	部分肠内营养，部分静脉营养	禁食，完全静脉营养	
	蓝光治疗	未光疗	≤24小时	>24小时	≥24小时	

三、医源性黏胶相关皮肤损伤的预防

（一）正确选择医用黏胶产品

在选择医用黏胶产品时，最重要的是要先考虑新生儿使用黏胶的目的，是固定关键的还是非关键的仪器设备，临床应用时还应考虑解剖学位置、皮肤的厚度、活动度、所处环境的湿度、是否有汗液、体液及分泌物的刺激等因素。在黏胶性能方面应考虑产品的韧性、透气性、延展性、顺应性和弹性等，选择最适合的黏胶产品，并根据具体情况作适当的调整。避免使用黏附力过强的黏胶产品,温和黏胶(如硅胶)能迅速填充粘贴与皮肤之间的间隙,并保持稳定的黏性,而丙烯酸酯类黏胶填充速度比较慢;对于皮肤水肿或关节活动的部位,应选择延展性较好的黏胶产品,如果胶布背衬质地较硬,就很可能会因形成的剪切力导致皮肤的损伤;对于皮肤潮湿多汗的新生儿,选用透气性能良好的透明敷贴,如果将密闭性很好的胶布用于皮肤潮湿处,可能导致皮肤发生浸渍,更容易发生机械损伤。选择大小合适的胶布或敷料,避免黏胶的使用范围远远超过需粘贴的部位,导致不必要的皮肤损伤。避免使用烈性的皮肤清洁剂等而导致皮肤干燥。对于经常需粘贴胶布的皮肤处,可以选择在使用黏胶前预先贴上生物膜类敷料,其能与皮肤紧密黏合。保护皮肤免受细菌、病毒及其他外界物质的感染,降低皮肤张力性水疱和皮肤撕裂伤的发生率。

(二)掌握正确的应用和移除黏胶技巧

注意医用黏胶产品的应用技巧。使用时应注意避免有张力的粘贴,如捆绑式的包扎。粘贴的方向正确,顺着皮肤的纹理应用粘贴,将有延展性的方向与皮肤肿胀或者关节活动的方向保持一致。将粘贴的边缘卷起形成标签,以利于粘贴移除。轻轻抚平粘贴,使其表面平整,防止胶布表面有褶皱或与皮肤表面有间隙。使用黏胶前应剪去或剔除粘贴部位的毛发并进行皮肤消毒,以避免细菌滞留导致毛囊炎等。也可选择应用不含乙醇的皮肤隔离保护剂,在皮肤和黏胶之间形成一层保护面,减少

MARSI 的风险。

掌握移除医用黏胶产品的方法。在移除之前先小心揭起粘贴一角，用另一只手的手指向下按压皮肤，沿着皮肤水平方向缓慢地移除，禁止垂直撕拉胶布，当粘贴移除后，用手指反方向按摩刚暴露的皮肤。移除胶布最好在贴胶布 24 小时后执行，必要时考虑使用医用黏胶去除剂（如乳液、凡士林油、矿物质油）持续湿润粘贴区域皮肤表面，以最大限度降低患儿疼痛感，减少由移除黏胶所导致的皮肤损伤。减少粘贴的使用次数，一项随机对照实验结果显示，同一部位的皮肤被胶布粘贴的次数越多，移除胶布时被剥离的角质细胞和经皮丢失水量也增多。及时去除新生儿皮肤表面的黏性物质，保持粘贴区域皮肤的清洁，也是预防 MARSI 所致感染的有效措施。

（三）改善皮肤功能

营养不良是导致 MARSI 发生的内因，影响损伤愈合。因此，要注重加强新生儿营养。中国新生儿营养支持指南指出提倡母乳喂养，虽然母乳喂养在新生儿体质量增长方面不及配方奶，但肠道耐受性较好，且母乳喂养有利于预防新生儿坏死性小肠结肠炎及其他感染。对于禁食以及胃肠道喂养不耐受的新生儿给予营养支持；减少沐浴频率，使用中性清洁剂，体重＜1 000 g 的早产儿沐浴时只用清水洗即可，有条件者使用无菌水清洗；使用消毒剂消毒后清除干净，尽量避免使用含乙醇的消毒剂，其消毒效果低且易使皮肤干燥；保持病房适宜的温湿度，胎龄<30周的早产儿需要的环境湿度大于85%,可使用加温加湿的暖箱,降低TEWL;积极治疗原发病,提高新生儿皮肤屏障功能。

外用药膏疗法可保护角质层,并可能增强皮肤屏障的成熟和修复。具有脂质生理平衡性的局部用药膏(胆固醇、神经酰胺、棕榈酸酯和亚油酸酯的摩尔比为3∶1∶1∶1)可以支持表皮中的主动脂质代谢,从而可以利用源自润肤剂的脂质作为脂肪酸的构成基团来形成一种健康、功能正常的表皮屏障,葵花籽油已被证明可以加速皮肤屏障的恢复,这可能是由于其高的亚油酸浓度。

(四)提高医护人员对医源性黏胶相关皮肤损伤的认识

加强对科室人员的培训,成立科室MARSI专项控制小组,查阅相关文献,收集有关资料,进行全面系统的培训。应使护士掌握MARSI相关危险因素、临床表现、皮肤评估、护理等理论知识和实践操作,加强医护之间的沟通,提高医护人员对MARSI的认识及重视程度。

四、医源性黏胶相关皮肤损伤的护理

遵循伤口治疗原则,初步评估后确定MARSI类型及严重程度,根据皮肤损伤的程度进行清创,去除黏胶剂残留、细菌和细胞碎片,选用湿性愈合的治疗措施。

接触性皮炎可以使用含有脂质的保湿霜来增强皮肤屏障保护功能;冷敷和使用低效或中效类固醇局部外涂如氢化可的松、布地奈德、去炎松等,可用于减少过敏性皮炎的炎症反应;毛囊炎应注意保持皮肤卫生,必要时可口服抗生素。水胶体敷料可以保持伤口适度的湿润,促进表皮细胞再生,缓解疼痛等,可用于医用胶黏剂导致的表皮剥脱等。若 MARSI 常规护理 7 天内没有效果或伤口恶化,则需要咨询皮肤或伤口专家。MARSI 的护理目标是促进损伤部位伤口愈合,避免感染。

当引起的 MARSI 损伤部位皮肤面积较大时,渗液会比较多,水胶体敷料不适用渗液较多的伤口,敷料浸湿后容易脱落。内敷料可选择脂质水胶敷料,外敷料选择泡沫敷料吸收渗液。根据渗液情况,每 2～3 天进行换药护理。

MARSI 具有较高的可预防性,所以做好新生儿 MARSI 预见性护理非常重要,可以有效地降低新生儿 MARSI 的发生,减少新生儿疼痛等,减轻医疗负担,提高新生儿家属的满意度。

(杨童玲)

参考文献

［1］NIKOLAOS KOSTOGLOUDIS, EFTERPI DEMIRI, ANTONIOS TSIMPONIS, et al. Severe Extravasation Injuries in Neonates: A Report of 34 Cases ［J］. Pediatric Dermatology, 2015, 32 (6): 830 - 835.

［2］MARTY VISSCHER, VIVEK NARENDRAN. Neonatal Infant Skin: Development, Structure and Function ［J］. Newborn and Infant Nursing Reviews, 2014, 14 (4): 135 -

141.

［3］陈玉盘,李娟,朱小妹.早产儿静脉输注钙剂导致外渗沉积的局部护理[J].中华护理杂志,2013,48(6)：553-554.

［4］张珍.新生儿皮肤护理[J].临床儿科杂志,2016,34(4)：318-320.

［5］BADR LK, ZEINEDDINE MH, ABBAS H, et al. Neoseal to prevent nasal injury in preterm infants receiving oxygen therapy. Neonatal Network, 2016, 35(4)：228-233.

［6］LISA MCCOSKEY. Nursing care guidelines for prevention of nasal breakdown in neonates receiving nasal CPAP. Advances in Neonatal Care, 2008, 8(2)：116-124.

［7］LINA KB, MIRVAT HZ, HANAN ABBAS, et al. NeoSeal to prevent nasal injury in preterm infants receiving oxygen therapy [J]. Neonatal Work, 2016, 35(4)：228-233.

［8］DEANNA E. JOHNSON, APRN, NNP-BC, et al. Extremely Preterm Infant Skin Care. Advances in Neonatal Care. 2016, 16：S26-S32.

［9］MESZES A, TALOSI G, MADER K, et al. Lesions requiring wound management in a central tertiary neonatal intensive care unit. World J Pediatrics,2017, 13(2)：165-172.

［10］VISSCHER MO, ADAM R, BRINK S , et al. Newborn infant skin：physiology development and care. Clinics in Dermat, 2015, 33(3)：271-280.

［11］BRAGA IA, PIRETT CC, RIBAS RM, et al. Bacterial colonization of pressure ulcers：assessment of risk for bloodstream infection and impact on patient outcomes. J Hosp Infect. 2013, 83：314-320.

［12］LISA MCCOSKEY. Nursing care guidelines for prevention of nasal breakdown in neonates receiving nasal CPAP. Advances in Neonatal Care, 2008, 8(2)：116-124.

［13］LINA KB, MIRVAT HZ, HANAN ABBAS, et al. NeoSeal to prevent nasal injury in preterm infants receiving oxygen therapy. Neonatal Work, 2016, 35(4)：228-233.

［14］WILLOCK J，BAHARESTANI M，ANTHONY D. The development of the glamorgan paediatric pressure ulcer risk assessment scale. Jurnal of Wound Care，2009，18(1)：17 - 21.

［15］WILLOCK J，BAHARESTANI M，ANTHONY D. A risk assessment scale for pressure ulcers in children. Nursing Times，2007，103(14)：32 - 33.

［16］ONG CK，VENKATESH SK，LAU GB，et al. Prospective randomized comparative evaluation of proximal valve polyurethane and distalvalve silicone peripherally inserted central catheters. J Vasc IntervRadiol，2010，21(8)：1191 - 1196.

［17］VISSCHER MO，ADAM R，BRINK，et al. Newborn infant skin：physiology development and care. Clinics in Dermat，2015，33(3)：271 - 280.

［18］FLUHR JW，DARLENSKI R，TAIEB A ，et al. Functional skin adaptation in infancy-almost complete but not fully competent. Exp Dermatol，2010，19(6)：483 - 492.

［19］桂园园,范玲.NICU 新生儿医用黏胶相关性皮肤损伤的风险评估及预防措施.中华护理杂志,2016,51(8)：979 - 982.

［20］VISSCHER MO，ADAM R，BRINK ，et al. Newborn infant skin：physiology development and care. Clinics in Dermat，2015，33(3)：271 - 280.

第四章
新生儿伤口护理

第一节　胸腔闭式引流伤口的护理

在 NICU,胸腔闭式引流常应用于气胸、胸腔积液先天性食道闭锁、新生儿膈疝术后。大多数患儿需将 $10\sim12\,Fr$ 的胸腔引流管放入胸腔,然后连接 $10\sim20\,cmH_2O$ 的低负压吸引装置。引流管放置成功可见气体或液体持续排出,临床氧合和循环状态迅速好转。持续负压引流至引流管气泡波动或引流的气泡消失,然后将引流管夹闭 24 小时,如无进一步胸腔积气或积液,随访胸片正常后,可在 24 小时内将引流管拔除。但是,胸腔闭式引流期间和拔管后胸壁皮肤有一伤口,下文将介绍胸腔闭式引流伤口的护理。

一、胸腔闭式引流管留置期间的伤口护理

胸腔闭式引流管开口处会有渗液在伤口处排出,容易浸渍伤口周围正常的皮肤。因此,可使用水胶体敷料

或泡沫敷料,用无菌剪刀将敷料剪成"Y"形,贴于伤口处,围在引流管周围,可帮助吸收渗液(图4-1)。妥善固定引流管,避免引流管打折堵塞。建议使用柔软的泡沫敷料保护有压力性损伤风险的患儿。

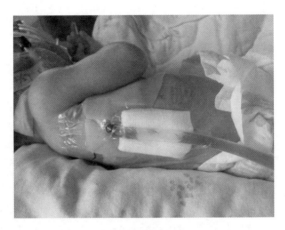

图4-1 引流管留置期间的伤口护理

二、胸腔闭式引流管拔管后的伤口护理

拔除胸腔闭式引流管后,患儿穿刺处皮肤有一开放性伤口,需立即用手捏起患儿伤口周围皮肤,用敷贴粘贴于伤口上,使伤口处于一个密闭的环境,24小时后予打开敷贴,对伤口进行换药护理。

24小时打开敷贴,评估患儿伤口大小、颜色、渗液、伤口周围皮肤有无红肿等情况。伤口处用生理盐水清洗,伤口周围皮肤用黏膜消毒液进行消毒;若患儿伤口可见黄色组织,伤口周围皮肤红肿,有感染迹象时可选择含银敷料,外敷料选择水胶体敷料或泡沫敷料,根据渗液情况,3 天左右换药 1 次,如果渗液较多,敷料浸湿超过 2/3 时需立即更换;若患儿伤口处未见黄色组织,内敷料使用脂质水胶敷料或藻酸盐敷料促进伤口愈合,外敷料选择水胶体敷料或泡沫敷料,根据渗液情况,3 天左右换药 1 次直至伤口完全愈合。

三、伤口床准备

胸腔闭式引流管拔管后的伤口的大小及严重程度与患儿引流管留置时间、疾病的严重程度、有无感染等有关。胸腔闭式引流管拔管后的伤口需按照伤口护理原则进行换药,以促进患儿伤口加速愈合,减轻患儿的痛苦。

"伤口床准备"(wound bed preparation,WBP)是所有治疗慢性伤口患儿的伤口治疗师都熟悉的概念。WBP 的原则是清除阻碍伤口愈合的因素,创造有利于伤口愈合的环境。胸腔闭式引流管拔除后的伤口换药护理可以遵循 WBP 原则。应用 WBP 原则时遵循 TIME 框架。具体内容如下:Tissue(组织)——创面的坏死组织需全面清除;Infection or Inflammation(感染还是炎症)——可通过全身或局部使用抗菌剂来控制细菌负荷;Moisture(潮湿)——控制过多的渗出,保持湿性创面和完整的创周皮肤;Epithelial advancement(上皮细胞迁移)——可能会因伤口细胞活性异常而被抑制。

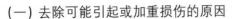

（一）去除可能引起或加重损伤的原因

对新生儿来说,治疗时使用的设备、敷料和治疗方法等均有可能造成新的创伤。因此,新生儿皮肤护理需注意:① 避免皮肤被治疗的仪器设备压迫;② 根据病情,每 2 小时～4 小时翻身一次,并且根据体重和身体情况选择合适的病床,以避免发生压力性损伤;③ 减少新生儿身体与病床的摩擦,或者将床头抬高≤30°;④ 给予皮肤护理,尽可能不使用会引起表皮剥脱的胶带或其他用品,以保持皮肤完整性,减少感染风险。

（二）清洁

生理盐水和无菌注射水都是新生儿常用的伤口清洗液。已经有许多国内外研究证实,多种皮肤清洁剂含有防腐剂等成分,对成纤维细胞有细胞毒性,可能影响伤口愈合。避免使用含有可能刺激伤口周围皮肤的化学物质。清洗时动作应轻柔,避免造成表皮损伤和二次损伤。

（三）清创

伤口的清创处理既降低了创面的细菌负荷,又促进了白细胞和巨噬细胞的释放以开始炎症反应过程,最终使得成纤维细胞聚集以及胶原蛋白沉积。因此,清创是为伤口更好地愈合做准备,并且减少局部的细菌数量。胸腔闭式引流伤口拔管后可出现伤口处有黄色脓液及腐肉组织,可使用水胶体敷料或者清创胶来创造湿润的伤口状态。在使用水胶体敷料清创的过程中,会有黄色分泌物和轻微气味，有时会误认为其是感染性的分泌物。另外，当患儿伤口周围有红肿、黄色分泌物较多时可在伤口处填塞银离子敷料，帮助吸收黄色渗液，更有效地去除坏死组织。其好处是：① 减少频繁的敷料更换；② 减轻换药时的疼痛；③ 有选择性地清除坏死组织，不影响新生的肉芽组织。

（四）为创面提供一个湿润的环境

保持湿润的创面比敞开在空气中的创面愈合速度快2～3倍。湿性愈合理念不仅能加速伤口愈合，还可以降低创面的细菌定植以及伤口感染概率，甚至可以减少瘢痕增生和色素沉着。伤口敷料使用的基本原则是：① 为过于干燥的伤口提供湿润的环境；② 为过于潮湿的伤口提供强大吸收力的伤口敷料。

（五）防止表皮剥脱

早产儿和新生儿非常容易发生表皮剥脱和撕裂，这是因为新生儿的表皮和真皮连接不紧密。要防止表皮剥脱首先应避免使用胶带，可以使用有弹性的薄膜固定敷料。在必须使用胶带的情况下，伤口周围的皮肤可以用不含乙醇的皮肤隔离剂涂抹，必要时使用黏胶剥离剂去除敷贴、胶布等黏胶。

（六）疼痛评估和管理

伤口的评估必须包括疼痛的评估。在疼痛评估方面，可以从患儿的行为表现（如哭吵、面部表情、运动反应、烦躁不安、过于安静等）来判断。目前有很多有效并且可靠的疼痛评估量表用于新生儿疼痛评估。对于疼痛管理,已经有许多成熟的方法,如使用柔软的敷料(如硅胶敷料、水胶体敷料、含有镇痛药的水凝胶等)等方法都有助于减轻疼痛。使用自溶性清创法亦有助于减轻疼痛。使用管状弹性乳胶纱网可以很好地固定伤口敷料,还可保证在去除敷料时不损伤皮肤以减轻疼痛。

（杨童玲）

第二节　外科切口的护理

外科伤口即为手术切口。手术切口感染（surgical site infection，SSI）是外科患儿最常见的院内感染形式,据美国疾病预防和控制中心（CDC）1998 年报告,SSI 占手术患儿所有感染的 30%~40%。因此,如何预防和控制 SSI 成为围术期处理的要点。促进伤口愈合,预防切口并发症也是新生儿外科护理的共同目标。

一、手术切口分类

（一）清洁切口

无炎症;手术未涉及消化道、呼吸道、泌尿生殖道,完全缝合的切口或只在需要时放置闭合式引流的切口。无菌组织或器官的择期手术切口为清洁切口,新生儿清洁切口常见于动脉导管结扎术后。

（二）清洁-污染切口

通过腔道与外界相通的组织或器官的择期手术切口，手术涉及消化道、呼吸道、泌尿生殖道，但无内容物溢出的切口；无感染性的胆道、阑尾、阴道、口咽等部位的切口；手术过程中没有明显污染的切口，如食管手术、胃肠道手术等。

（三）污染切口

完全暴露或较长时间暴露于外界的组织或器官的手术切口，手术过程中有空腔器官内容物溢出污染的切口；手术时患儿为急性炎症期但无脓性分泌物的切口，如腹裂、胃肠穿孔等手术。

（四）感染切口

有坏死组织的陈旧性外伤切口；内脏穿破或已有化脓性病灶的手术切口；感染于手术前就存在于手术部位的切口，如胎粪性腹膜炎术后、早产儿坏死性小肠结肠炎肠穿孔术后。

二、切口感染分类

手术切口在术后 1 个月内出现脓性分泌物、脓肿或蜂窝织炎。按其感染的轻重或范围可分为浅表手术切口感染、深部手术切口感染和器官或腔隙感染。

（一）浅表手术切口感染

一般发生在术后 1 个月内，皮肤及皮下组织的感染。表现为切口局部红、肿、热、痛，切口浅层有脓性分泌物，分泌物培养有细菌生长。此类切口感染发生在坏死性小肠结肠炎的早产儿中较多见。

(二) 深部手术切口感染

一般发生在术后 1 个月内(如有人工植入物则为术后 1 年),切口为深部筋膜或肌层的感染,有时切口深部感染来自腹腔内的感染。表现为切口裂开或经医生打开有脓性分泌物,局部疼痛或压痛,红肿可不明显,可有体温升高,经手术或影像学检查提示有深部脓肿形成。此类切口感染多见于腹裂术后及脐膨出术后。

(三) 器官或腔隙感染

一般发生在术后 1 个月内(如有人工植入物则为术后 1 年),表现为放置于器官或腔隙的引流管有脓性引流物,液体或组织培养发现致病菌,或手术或病理组织学或影像学诊断为器官/腔隙感染。此类切口感染在新生儿中较少见。

三、影响外科伤口愈合的因素

外科伤口的愈合都必须靠患儿本身系统性的免疫修补与外界环境的配合,达到伤口组织修复。影响伤口愈合的主要因素有环境因素、患儿因素、伤口因素。

正常新生儿皮肤伤口愈合速度很快,但也受到多种因素的影响。有研究显示,营养不良、感染、局部血流灌注不足、水肿和药物等均可能阻碍伤口的愈合。

(一) 营养因素

营养摄入不足或缺乏某些必要的营养元素会严重影

响机体的伤口愈合。影响伤口愈合过程的营养元素有碳水化合物、蛋白质、脂肪、维生素和微量元素等。蛋白质-热量营养不良是最常见的营养素不足的类型，可能导致伤口抗张强度、T细胞功能、吞噬细胞活性、补体和抗体水平的降低等，最终导致机体抵御伤口感染能力的下降。营养素不足可能在创伤之前就存在，也可能继发于创伤本身导致的代谢异常。相比于成人，儿童尤其是新生儿和早产儿，更容易发生营养素摄入不足，在伤口管理中需要引起足够的重视。

（二）感染因素

感染会导致组织坏死、血管栓塞、局部组织低氧状态和胶原纤维沉积障碍等，这些都会阻碍伤口的愈合。引起感染的根本原因是细菌定植和局部抵抗力下降等，而清创不彻底、伤口缺氧、伤口死腔形成、血肿等是最常见的导致伤口感染的因素。由于免疫系统发育的不成熟，新生儿容易发生继发于创面细菌大量增殖的败血症，可危及生命。

（三）血流灌注与组织氧合因素

局部血流灌注和氧合在伤口愈合中起到十分关键的作用。缺血缺氧的组织愈合情况很差，且很容易受到感染。仅动脉缺氧一个条件即可阻碍伤口的愈合，而适当的组织氧合可以促进愈合。伤口局部组织氧分压可影响胶原的合成和沉积。氧分压和灌注低下可降低赖氨酰羟化酶和赖氨酰氧化酶反应，从而影响胶原的合成、沉积和交联,并能影响伤口内血管生成,最终阻碍伤口的愈合。儿童尤其是新生儿若存在低血压、贫血和心脏畸形等情况,均可导致伤口局部血流灌注不足和缺氧,影响伤口的愈合。

(四)药物因素

外源性皮质类固醇类药物可通过影响急性炎症期而妨碍伤口的愈合,特别是创伤后前 3 天较为明显,3 天后影响较小。

四、外科伤口观察与护理

(一)伤口观察

1. 一般情况观察

观察伤口是术后切口护理中极为重要的一项内容,特别是在术后 3～5 天内需密切观察伤口敷料有无渗血渗液。

新生儿外科术后 24 小时需打开切口处敷料,观察切口处皮肤颜色,观察有无渗血渗液,并观察切口周围皮肤有无红肿等异常表现。

2. 伤口异常情况观察

术后 3 天内需观察患儿伤口有无血肿、有无异常分泌物和异味。

3. 伤口疼痛程度观察

患儿术后立即给予疼痛评估,评估患儿的疼痛程度,轻度及中度疼痛可给予安慰奶嘴、安抚,重度疼痛需通知

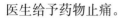

医生给予药物止痛。

4. 伤口水肿监测

患儿出现水肿,与回流障碍有关,且水肿程度与回流障碍的严重程度呈正相关,即水肿程度越重,表明回流障碍越严重。

(二) 安置适当体位

患儿术后苏醒后,给予上半身抬高 30°的体位,尽可能给予侧卧位及屈曲位,以减轻腹部张力,减轻疼痛。

(三) 疼痛护理

做好疼痛评估,根据评估结果及患儿的临床表现给予镇痛措施。

(四) 适时清洗切口,更换敷料

不同切口清洗、更换敷料的时机和次数不同。伤口渗出物在伤口自洁中起积极作用,因此不主张过多清洗伤口。如果伤口是清洁的,反复清洗可能造成机械性损害伤口,不利于伤口愈合。

(1) 清洁切口一般于术后 2～3 天打开敷料,用生理盐水清洗切口后,更换敷料重新包扎,如无异常情况至术后 7 天左右再更换敷料。

(2) 清洁-污染切口一般于术后 2～3 天打开敷料,用生理盐水清洗切口后,更换敷料重新包扎,此后每隔 2 天清洗切口并更换敷料,至伤口愈合。

(3) 污染切口于术后第 1 天开始更换敷料,更换次数根据切口分泌物来决定,保证敷料不湿透为宜。更换敷料时严格按照无菌操作规定进行,更换顺序为先清洁伤口,后污染伤口,每次更换中间需更换手套并洗手。更换前先了解患儿切口情况,备齐所需敷料及用物。

五、外科伤口感染的护理

手术切口感染是外科术后常见的并发症。手术切口感染可导致切口裂开、延迟愈合等,并导致患儿住院时间延长,增加患儿的疼痛感,同时增加医疗费用。

早期发现和处理切口感染是加速切口感染愈合的前提。

(一) 切口评估

评估切口的部位、大小、深度、潜行,渗出液的性质和量、基底组织情况和周围组织情况等。

(二) 局部切口处理

积极的局部处理是加速感染切口愈合的关键。

1. 拆除部分缝线

若发现切口有感染征兆,应及时通知外科医生,可拆除部分切口处的缝线,起到充分引流的作用。

2. 局部清洁

(1) 清洗液的选择:切口周围皮肤可用皮肤黏膜消毒液或乙醇消毒,切口一般选择生理盐水清洗即可。当切口有异味或脓性分泌物较多时,可用双氧水、呋喃西林等消毒液清洗,但必须再用 0.9％生理盐水清洗干净,以减少消毒液的毒性作用和对组织产生不良的影响。

（2）清洗方法：临床常用的清洗方法有棉球擦洗、冲洗等。对切口裂开较大、基底充分暴露的切口可用棉球擦洗的方法进行局部清洗；但对于外口小基底较深或潜行较深的切口，用棉球擦洗的方法较难清洗深部组织，并容易导致棉纤维残留于切口内，影响切口的愈合，故建议用冲洗的方法进行切口冲洗。可使用 20 ml 的注射器连接 6 号或 8 号的胃管进行冲洗，可将切口表面的坏死组织与细菌代谢废物移除，并不损伤新生的肉芽组织。冲洗后可用手轻轻挤压切口周围组织，使冲洗液流出，或将连接冲洗管的注射器边退边回抽冲洗液，直至冲洗液澄清为止。

3. 彻底清创

清除积脓、积血、坏死组织、异物和死腔，清除细菌繁殖的场所。将有活性的组织暴露于创面，才有利于感染的控制和切口的愈合。

（1）如坏死组织与基底组织粘连疏松，可通过外科清除的方法快速清除坏死组织。

（2）如切口无渗液或少量渗液，坏死组织量多且与基底组织粘连紧密，可用保湿敷料行自溶性清创。方法：切口上涂抹水凝胶，外层贴上透明薄膜敷料以软化坏死组织，一般 1 天换药 1 次。

（3）如切口坏死组织多且渗液较多时，可选择吸收性较强的敷料如藻酸盐敷料或亲水性纤维敷料填塞切口，以尽快清除坏死组织，外层可用泡沫敷料，根据伤口敷料的渗液情况决定更换敷料的次数,一般1～2天更换1次。

4. 充分引流

湿性愈合理论的推广应用,可使用新型伤口敷料作为切口引流物用于切口处理中,既能充分引流渗出液,又能促进切口愈合。切口感染期可应用银离子敷料,肉芽生长期但切口渗液较多时可选择藻酸盐敷料、亲水性纤维敷料、脂质水胶敷料等填塞引流;有些新型伤口敷料吸收渗液后形成凝胶不易取出而残留于切口内,因此,对于外口狭小的切口宜选用剪裁后无碎屑且吸收渗液后不残留于切口的伤口敷料作引流物。

5. 根据切口情况选择合适的敷料

(1)炎性反应期:首选抗菌敷料如银离子敷料,外敷料可选择水胶敷料或泡沫敷料,根据切口外层敷料的浸湿情况决定更换次数,隔日换药1次;局部抗菌敷料的使用时间视切口情况而定,切口感染控制后应停止使用,改用其他新型敷料。目前不提倡在切口局部使用抗生素。

(2)增生期:当切口感染情况得到控制时,可改用常规方法进行换药,可选择藻酸盐、亲水性纤维等新型保湿敷料;如肉芽组织生长但切口渗液较多时,应选择既能吸收较多渗液,又能保持局部切口湿润的敷料,如藻酸盐、亲水性纤维,可以更好地吸收切口渗液,防止肉芽水肿,刺激血管再生,促进肉芽组织生长。根据切口外层敷料的浸湿情况决定换药次数,并做好切口周围皮肤的保护,防止切口周围皮肤浸渍,可使用皮肤保护粉或皮肤保护膜进行皮肤保护;当肉芽组织生长且切口渗液减少时选用保持切口湿润、促进肉芽组织生长的敷料,如凹陷切口可局部涂抹水胶体膏剂,外敷料可直接粘贴水胶体敷料或泡沫敷料,3 天更换 1 次;如肉芽组织长满或接近长满切口时,可直接粘贴水胶体敷料或泡沫敷料,3～5 天更换 1 次;为缩短切口愈合时间,当切口肉芽组织生长、基底 100%红色且渗出液减少时,可使用免缝胶带或蝶形胶布将切口拉合。

对于经久不愈的创面,肉芽组织常过度增生,可刮除过度增生的肉芽组织,使用高渗盐水纱布湿敷后再进行换药护理。

(3) 塑形期:此期的目的是保护新生的上皮组织,促进上皮爬行。可用水胶体薄膜敷料覆盖切口,5～7 天更换 1 次。

(杨童玲)

第三节　肠造口的护理

肠造口术是一种常见的外科手术。对新生儿来说需要进行造口手术的情况有很多,如坏死性小肠结肠炎(NEC)、先天性巨结肠、肠穿孔、高位肛门畸形和肠扭转等。新生儿肠造口术往往是暂时的,为肠道的后期治疗提供了长期的治疗方案。NICU中最常见的肠造口是结肠造口和小肠造口。肠造口类型包括单腔造口、双腔造口和袢式造口。

虽然肠造口术是一个必要的外科手术程序，但是它也有潜在的并发症，并发症的发生率在 15% ~ 43%，主要并发症有局部皮肤刺激、造口的脱垂/回缩，或更严重的并发症，如伤口感染和裂开。

新生儿肠造口多为急性，且为临时性造口，造口的位置选择不能像成人那样给予术前定位，大多数造口都是术中根据患儿的病变肠管部位、病变部位的范围及患儿临床状况具体而定。为了减轻患儿的损伤和手术创伤，部分患儿造口的位置即为病变部位的肠管位置和（或）手术的切口位置，肠造口术后的护理十分困难。由于回肠对水分的吸收能力较差，小肠肠液中含有大量的消化酶及胆汁，小肠造口的并发症较结肠造口发生率高，造口大便的收集较为困难，而且由于新生儿皮肤娇嫩及抵抗力差等特点，易造成造口袋的粘贴困难，引起粪便溢出，刺激造口周围的皮肤，造成皮肤糜烂、溃疡，患儿疼痛。

一、定义

新生儿肠造口（stoma）：为挽救新生儿生命而暂时或永久性将小肠或结肠提至腹壁作为肠内容物出口的技术。

二、目的

肠内容物的输出、肠道减压、解除梗阻；保护远端肠道损伤修复或吻合口愈合；使远端肠道得到休息，促进肠炎性疾病的痊愈。

三、肠造口的相关疾病

新生儿期需要行肠造口术的疾病，在足月新生儿中以先天性消化道畸形疾病为主，如先天性直肠肛门畸形、全结肠巨结肠、胎粪性腹膜炎、肠闭锁等；在新生儿中以肠道炎症、肠道动力异常疾病为主，如新生儿坏死性小肠结肠炎、肠道麻痹性梗阻、喂养不耐受等；而小婴儿和儿童期需要行肠造口术的疾病多见于肠道感染性疾病、肠扭转、肠坏死、肠穿孔或直肠肛门手术后等。

小肠造口术是解除肠梗阻，尽早恢复肠道畅通和血液供应，或使粪便暂时不进入远端结肠，是挽救患儿生命、治愈疾病的重要手段。

长段型或全结肠型巨结肠：因高度腹胀、结肠小肠炎、清洁灌肠困难等需在新生儿期（出生后 6 个月内）做手术，但因病变部位肠段太长之故，往往需考虑做横结肠造口或回肠末端造口术，术后 3 个月左右再行切除受累的肠道和造口闭合术。此类造口部位大多在横结肠近肝区处，以双腔（袢式）结肠造口为佳，但需注意造口的神经节细胞应发育好。

高位肛门畸形：男性形成直肠尿道瘘，女性形成直肠阴道瘘、直肠尿道瘘，存在尿粪合流时，需在出生后先行临时性造口术，3～6个月后再将肠管拉下至人工形成的肛门，避免粪便污染会阴部伤口引发感染，导致肛门伤口不愈。此类造口多为双腔分离式造口。

新生儿坏死性小肠结肠炎：新生儿期因肠黏膜损伤（缺氧、缺血、高渗等作用）、细菌过度繁殖及酶介物参与下的一种死亡率相当高的疾病，在手术处理中视病变范围、程度和患儿全身情况需做坏死肠段切除术加上近端肠造口术，尽量保留剩余的肠段，避免短肠综合征。

肠闭锁、肠狭窄：当发生穿孔、细菌性腹膜炎等严重并发症时，Ⅰ期吻合术危险，易发生吻合口漏，故先行临时造口术。

肠穿孔、腹膜炎：当出现出血量大、中毒严重、病变范围广泛时，除以手术分离切除病变肠段为主要原则外还需施行肠造口术防止再穿孔，并更利于排出肠腔内毒素。

四、新生儿肠造口的管理与评估

新生儿肠造口可分为小肠造口和结肠造口。小肠造口因位置不同，分为十二指肠造口、空肠造口和回肠造口；而结肠造口也分为升结肠造口、横结肠造口、降结肠造口和乙状结肠造口。造口的类型依据病变的部位及手术性质有所不同，各种造口的做法也依照疾病性质及手术而异。常见有单腔造口、袢式造口和双腔分离造口。新生儿肠造口手术大部分是紧急手术,造口相关并发症多见,如何做好护理对临床儿科护士具有极大的挑战性。

(一) 观察和认识造口

1. 造口颜色

造口应该是红色、湿润、有光泽的,就像口腔黏膜。当新生儿啼哭时,造口颜色可能暂时转为暗红色或淡白色,但一旦停止啼哭,造口黏膜的颜色会立即恢复正常。同时造口应该是软的,通常是圆的,突出于皮肤表面。造口没有神经节,因此不会有疼痛。实际上,碰触造口或者造口排出粪便时都不应该感到疼痛。由于肠道有很多血管,所以造口的颜色是红的。当造口因接触或者摩擦有少许出血是正常的。造口会随着肠道内粪便的移动而移动。

2. 造口大小

术后应及时评估造口的类型、大小、形状、高度以及造口的血运情况,准确测量造口的长度、宽度以及造口突出的高度并记录。造口的大小和形状会因为水肿而发生变化。肠造口暴露于空气中更换造口袋时水肿,造口袋更换完成后水肿会消失。术后早期造口是肿胀的,接下来的6～8周,随着肿胀的消失,造口逐渐变小并改变形状。有些患儿有 2 个或者 2 个以上造口。一个造口排出粪便和气体,叫做近端造口;另一个排出肠液(消化道需要肠液帮助粪便的推进),没有粪便排出,叫做远端造口。

远端造口与部分肠道连接，直到肛门，从肛门排出肠液也是正常的。

(二) 新生儿肠造口的评估

1. 功能：注意观察造口液的量、颜色、性质。

2. 皮肤：观察造口周围皮肤的完整性。

3. 稳定性：观察腹部伤口情况及造口黏膜与皮肤缝合处的缝线有无松脱导致出血或分离。

五、造口用品的选择

新生儿皮肤具有以下特点：皮肤渗透性较强，因此吸收能力也增加；身体表面面积较大，能经皮肤吸收大量药物进入身体内；角质层较薄，表皮及真皮的黏附性较低，容易受损等。因此，应尽量减少使用化学性强及含药性的皮肤用品，如类固醇的药膏等；减少更换造口袋的次数，避免机械性皮肤损伤。

在患儿造口期间，因粪便外溢常导致造口周围皮肤红肿、皮疹、糜烂、化脓等病理改变，因此造口周围皮肤的护理一直是个难题，皮肤护理的基本目标是造瘘口周围皮肤破损的预防和管理，期望利用各个产品，个体化护理方案，持续进行护理直到实现皮肤管理目标，以减少患儿的痛苦，为二次手术关闭造口打下基础。护理管理目标包括：① 了解造口的特点；② 让父母认识皮肤护理的重要性；③ 选择合适的造口用具；④ 掌握造口护理用具的使用方法；⑤ 保持皮肤的干燥；⑥ 保持皮肤的完整；

⑦ 控制气味。

患儿造口护理用品包括小儿造口袋、防漏膏、皮肤保护膜、造口护肤粉、水胶敷料、黏胶剥离剂、过滤片等。小儿造口袋的款式很多，一件式/两件式造口袋，底盘为圆形/菱形，多为开口袋。由于极超低出生体重儿体积小，故多采用一件式造口袋，方便护理。同时选择造口袋时要根据造口的大小、造口的类型等决定，如分离式造口，且两个造口相近时，可以选择底盘稍大的造口袋，将两个造口同时粘贴在一个造口袋内。分离造口距离较远时，可以选择底盘较小的造口袋，将近端造口粘贴入造口袋，远端造口外露。等小儿成长后，能自行更换时再选用两件式造口袋。尽量不使用成人造口袋，因造口底盘黏胶过黏，底盘过大，容易使患儿产生不适，也容易造成造口周围皮肤炎症。强调不能使用自制较硬的简陋器材，也不能因为造口袋容易渗漏就不使用造口袋，以免粪便刺激造口周围皮肤而引起皮炎，或伤害造口。

六、造口袋的更换流程

（1）轻柔地从上到下移去旧的造口袋，建议使用黏胶去除剂。

（2）使用生理盐水清洁造瘘口及其周围皮肤。

（3）测量造口大小并裁剪底盘开口，底盘开口比造口大 1～2 mm。

（4）将造口护肤粉均匀涂洒在造口周围皮肤上。

（5）将多余的浮粉扫去。

（6）造口周围皮肤上涂擦/喷皮肤保护膜（喷的时候注意用棉签遮挡造口）。

（7）待干燥后，可在造口周围涂抹防漏膏，防漏膏宽度不超过 0.5 cm，避免防漏膏使用过多影响造口袋的粘贴。

（8）贴造口袋：以造口为中心由内向外粘贴造口袋，手指沿着底盘由内至外圈按压底盘，使之更好的贴紧皮肤。粘贴后再以空心手掌捂住温热底盘 1～3 分钟。

七、造口袋的更换注意事项

（1）肠造口开放后就需要按照外科医生医嘱使用造口袋。

（2）注意保护造口旁伤口，防止污染伤口。如为无菌伤口，以生理盐水棉球擦拭伤口后，可以直接粘贴造口袋，也可以水胶敷料保护后再粘贴造口袋。避免使用刺激性的肥皂和化学药品。

（3）造口袋底盘开口应大于造口黏膜直径 1～2 mm，过大粪便易刺激皮肤引起皮炎，过小底盘边缘与造口黏膜摩擦将会导致患儿不适甚至黏膜出血。

（4）注意新生儿对底盘过敏现象，如出现过敏，注意更换造口袋品牌。

（5）粘贴造口袋后，护理者以手掌空心按压底盘 1～3 分钟，手散发出的热量会促进皮肤与屏障的结合。

（6）如果不止一个造口且造口位置相隔很近，可以用一个造口袋覆盖 2 处或 2 处以上造口。如 2 个或 2 个以上造口位置相隔较远，造口袋覆盖近端造口，远端造口可以用脂质水胶敷料覆盖。

（7）造口袋有 1/3～1/2 满时需要及时排放大便。更换造口袋的次数视粪便的性质而定，一般 3 天更换。小肠造口易渗漏，发现渗漏及时更换。若造口袋内气体增加，多因小儿啼哭或吃奶时吸入大量气体所致，使用开口袋者可以将气体从造口袋的开口排出。如使用过滤片的造口袋，可以免除打开造口袋开口排气。

（8）取下造口袋时，一只手握住造口袋，另一只手轻轻地推开皮肤。如果造口袋黏性太大难以去除，可以使用皮肤剥离剂，避免机械损伤。

（9）如果造口液非常多，在更换造口袋的过程中，在造口上放置一块纱布，包住肠造口以保护造口周围皮肤。

（罗飞翔　杨童玲）

第四节　肠造口并发症的预防与处理

一般正常的肠造口外观呈红色或粉红色，肠黏膜表面平滑呈潮湿透明状，高度为高出皮肤水平面 1 cm 左右。周围的皮肤须平整无褶皱，与腹股沟有一定的距离，偏离骨隆突处。当行肠造口手术时,如果肠造口位置设定不当、术后伤口感染,及患儿因病情变化、营养不良或肠造口用具选用不当时,往往会造成肠造口并发症的发生。所以,护理人员应具有肠造口护理专业知识与技术,为患儿提供良好的照顾,以预防并发症的发生。

一、肠造口并发症的处理

(一) 造口出血

造口黏膜表面有许多小血管,轻微摩擦即可能导致表面出血,例如造口清洁、造口底盘摩擦、剃除腹部毛发不当或运动导致的伤害。造口部位的出血或大量出血可能提示门静脉高压、创伤、复发性疾病等更严重的病症。

处理:轻微的造口表面出血应避免刺激造口,用清洁棉球按压造口渗血处,可以起到止血的作用。清洗时注意动作轻柔,黏膜破溃处可以撒造口护肤粉促进愈合。如果发现是造口内部出血,而造口又有异常表现时,则需找专科医生检查,必要时输注止血药物等。

如果出血不止,可以使用加压冷敷、烧灼、缝合或局部止血剂(如硝酸银或可吸收止血剂)。评估出血的严重程度和原因,采取措施控制出血。使用柔韧性较好的一件式或两件式底盘,开口大小恰当,造口护理动作轻柔,监测出血情况。如因外伤出血,应指导患儿或父母造口保护技巧。

监测造口袋更换频率。对于有出血障碍的患儿,如血小板减少或门静脉高压,要减少换袋频率,换袋时动作应谨慎,避免使用非必要的黏胶剂。

(二)肠造口脱垂

肠造口脱垂(图4-2)原因有腹壁肌层开口太大,腹部长期用力,造成腹压过高;新生儿剧烈哭闹;营养不良、皮下脂肪缺乏。轻度肠管外翻1~2 cm,严重时整个结肠肠管外翻脱出,可能造成结肠套叠性脱出问题。肠造口脱垂常见于横结肠造口,经常无疼痛感。

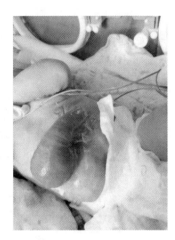

图4-2 肠造口脱垂

处理方法:及时通知医生;密切观察造口黏膜颜色的改变,出现黏膜颜色发黑发紫,需要立即请医生处理,进行手法复位,用生理盐水纱布覆盖,顺势缓慢将造口推回腹腔。预防性使用腹带,加以固定预防突出。造口袋底盘开口按造口基底大小裁剪,并剪成放射状,以预防脱垂时底盘开口嵌顿造口。

若无法将肠造口推回时,必要时需重做肠造口整复手术。而肠造口脱出在尚未做肠造口重整术前,肠造口脱垂肠管须用脂质水胶敷料包盖保护,以预防肠黏膜过度干燥而坏死。

（三）肠造口回缩

一些造口患儿会出现造口凹陷于皮肤表面或低于表面(图4-3)。肠造口回缩可分为早期(急性)及晚期(慢性)回缩。导致原因有：① 早期术后造口坏死与皮肤分离；造口缝线过早脱落；造口肠管过短。② 晚期：术后伤口瘢痕形成；患儿体重增加；造口位置不当。

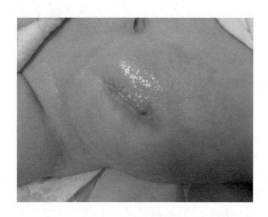

图4-3　肠造口回缩

小儿肠造口高度最好能突出皮肤水平面约1 cm，便于粘贴保护皮时能将肠造口周围皮肤保护周密，以防排泄物浸渍肠造口边缘。当肠造口平坦时，一旦贴上造口底盘后其开口处高度与保护皮齐平，容易造成排泄物由肠造口旁渗透至患儿皮肤上，无法完整地保护肠造口周围皮肤，而造成周围皮肤的损伤。

急性肠造口回缩通常发生于术后1周左右，常易引起造口周围皮肤凹陷；若肠造口回缩至皮肤表层下面时，可能会引起皮肤与造口黏膜分离的危险,严重时将导致肠造口周围感染,甚至引起腹腔内感染。

慢性肠造口回缩易造成排泄物滞积于肠造口凹陷处,使周围皮肤易受排泄物浸渍。

处理方法:加强造口周边皮肤保护,如使用保护膜或水胶体敷料;应用防漏膏垫高造口边缘;注意监测术后婴儿体重增长速度。可使用凸面底盘加压于肠造口周围皮肤,使造口基部膨出。

(四) 肠造口缺血坏死

肠造口坏死(图4-4)的原因主要是因血液供应不足所致,与手术中损伤结肠边缘动脉、肠造口腹壁开口过小或缝合过紧,或肠阻塞过久引起肠肿胀导致肠壁长期缺氧、肠造口肠系膜过紧等因素有关。坏死性肠造口外观局部或完全变紫,若及时给予适当处理,变紫的肠造口黏膜可能会恢复正常;但如果无改善则会变黑,最后导致造口坏死。

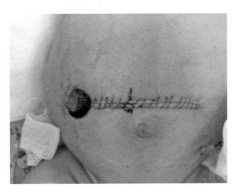

图4-4 肠造口坏死

处理方式：肠造口黏膜正常外观为牛肉红色或粉红色，表面平滑且潮湿，用手电筒侧照呈现透光状。当肠造口外观变紫时，应立即报告医生并密切观察肠造口黏膜的颜色变化。如在短时间内变为黑色时，则需及时施行肠造口重整术；若只是部分肠黏膜变紫色时，有可能是肠造口边缘缝线太紧，此时则将变紫区域缝线拆1～2针后，用生理盐水纱布清洗干净、擦干，拆线处撒上少许造口护肤粉，再用防漏膏涂抹均匀，贴一件式造口袋。需继续密切观察肠造口黏膜的变化。

注意事项：肠造口缺血坏死勿粘贴两件式造口袋，因两件式造口袋的扣环会压迫到肠造口周围皮肤的表面微血管而影响血液循环。

（五）造口与皮肤黏膜分离

肠造口黏膜与皮肤分离（图4-5）常由于造口黏膜缝线处的组织愈合不良，使皮肤与造口分离，形成一开放性伤口。导致原因有：造口黏膜缝线太紧，张力过大；伤口感染；营养不良等。

处理方法：用生理盐水棉球清洗伤口及造口皮肤，皮肤黏膜分离处可

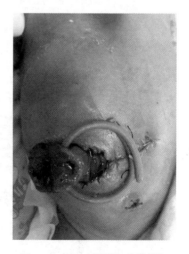

图4-5　肠造口黏膜与皮肤分离

以填充造口粉或藻酸盐敷料,感染者可以填充含银敷料,以水胶体敷料外敷后涂上防漏膏,粘贴造口袋。每 2～3 天换药 1 次。如有渗漏,及时更换。

(六) 肠造口水肿

术后早期造口是肿胀的,接下来的 6～8 周,随着肿胀的消失,造口逐渐变小并改变形状(图 4-6)。

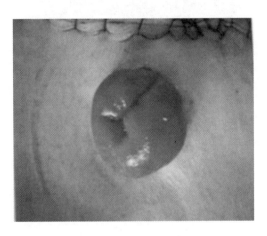

图 4-6　肠造口水肿

处理方法:在更换造口袋时发现患儿造口水肿,可在清洗造口及造口周围皮肤,在造口上撒上造口护肤粉,再贴造口袋。造口水肿时,造口袋不可裁剪过小,以免切割造口黏膜至出血。

(七) 肠造口狭窄

肠造口狭窄(图 4-7)主要原因为手术不当,如手术时皮肤层开口太小,或手术时腹壁内肌肉层开口太小,或肠造口血液循环不佳、肠造口黏膜皮肤分离愈合后形成瘢痕、肠造口位置设定不当、肠造口腹壁紧缩而引起术后感染。

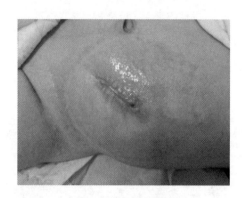

图 4-7　肠造口狭窄

肠造口术后部分患儿出现外观皮肤开口缩小看不见黏膜，或者外观正常，但指诊时造口呈现紧缩或狭窄，粪便流出形状细，不成形；排便困难，腹胀，常有便秘现象。导致原因有：手术原因；造口黏膜受损；瘢痕组织形成等。

处理方法：以扩肛器扩张开口处；服用软便剂；放置引流管；灌肠。出现梗阻者需要手术矫正。

二、肠造口并发症的预防

肠造口并发症的发生，不仅增加医护人员的工作负担，更造成患儿的痛苦，故对肠造口并发症的预防是相当重要的。

1. 加强营养

肠造口患儿应加强营养，在手术前积极开展肠外营养,手术后根据患儿肠道功能恢复情况,逐渐开奶,肠内营养结合肠外营养,以保证患儿能摄入足够的热量。

2. 避免伤口感染

渗液量较多的伤口,用无菌生理盐水清洗后,尽量保持伤口干燥,用保护性敷料将肠造口及周围的伤口完整保护好,避免排泄物污染伤口。

3. 加强皮肤的保护

应注意保持肠造口周围皮肤的完整性,可使用造口粉加皮肤保护膜避免排泄物渗漏而浸渍造口周围皮肤,造成皮肤溃烂。

4. 选择合适的造口护理用品

指导患儿家属造口护理的方法,并加强居家护理追踪。出院前务必完成家属关于造口护理的健康宣教,使家属在住院期间学会使用造口护理用品进行造口护理。

(罗飞翔)

第五节　肠造口相关并发症的预防与处理

一、粪水性皮炎

粪水性皮炎(图 4-8)常见于造口位置设置不当或腹部皮肤不平整,造口用具与皮肤之间粘贴的密合度差,排泄物由造口底盘处漏出而刺激周围皮肤,引起皮肤瘙

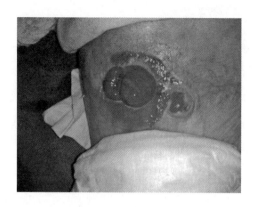

图 4-8　　粪水性皮炎

痒、溃烂、红肿、疼痛等,甚至排泄物会浸渍至肠造口旁的手术切口上,造成伤口污染。

处理方法:在粘贴造口袋时,应每一次测量肠造口的直径,底盘的剪裁要大于肠造口的直径 1～2 mm。若底盘裁剪过小,易影响患儿肠造口的血液循环;若底盘裁剪过大,排泄物会持续浸渍裸露的皮肤,造成患儿造口周围皮肤出现疼痛、红肿。因此,应剪裁适当大小及形状的造口底盘,使用保护皮填补肠造口周边皮肤空隙,以达到全面性的、有效的皮肤保护。如果孔裁剪后过大,在使用造口袋之前,先用造口粉涂和液体敷料涂在造口周围暴露的皮肤上,以避免排泄物渗漏直接浸渍造口周围皮肤。

指导患儿家属造口袋粘贴技巧时,需特别注意患儿的坐、平躺、侧卧、弯腰等姿势,指导他们如何评估腹部不平整的地方,针对腹部凹陷不平之处,利用可裁剪的水胶体敷料、防漏条或防漏膏填补凹陷处,防止患儿姿势改变时发生渗漏而刺激患儿造口周围皮肤导致皮炎的发生。

临床上,回肠造口较结肠造口更易发生皮肤问题,因回肠造口排泄物为水样便,内含有大量的消化酶,易腐蚀造口周围皮肤,因此患儿家属预防为主的造口护理理念是相当重要的。

二、接触性皮炎

接触性皮炎(图 4-9)多见于造口用具选择不适当,或是在清洗过程中未将清洗剂擦洗干净,以至于引起皮肤的问题,常见脱皮、发红。其护理原则为评估造口用品使用是否适当,了解患儿家属造口周围皮肤的清洁方式,是否使用碘、乙醇等消毒液擦拭清洗造口周围皮肤,只需用弱酸性沐浴液及普通清水清洗即可,且务必将残余的泡沫或者残胶清洁干净,最后还需将周围皮肤擦干后才可粘贴造口袋。

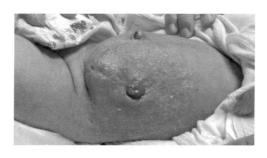

图 4-9　接触性皮炎

临床上,也有患儿因造口底盘粘贴过久,加上天气闷热、出汗、无法有效透气等使造口周围皮肤出现瘙痒、发红等症状。

处理方法：指导患儿家属定期更换造口袋，一件式造口袋 3 天更换 1 次，两件式造口袋底盘 5 天更换 1 次。每次更换造口袋时用生理盐水清洁皮肤及擦干后，可先用水胶体敷料保护造口周围皮肤，再贴造口底盘。

三、造口旁疝

造口旁疝（图 4-10）是常见的肠造口周围并发症。造成造口旁疝的常见因素为肠造口周围的腹壁组织薄弱、持续性腹内压增高（咳嗽、大声哭泣）等。

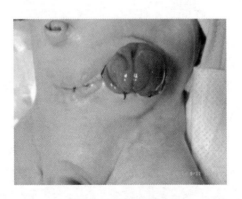

图 4-10　造口旁疝

造口旁疝一般不予特殊处理，加强观察。可使用一件式造口袋，注意加固底盘。可以使用腹带。

四、造口旁伤口裂开

新生儿造口旁伤口裂开（图 4-11）往往发生于肠造

口手术后 7～10 天。造口旁伤口裂开的原因有伤口感染、患儿排泄物持续污染伤口至伤口裂开、腹内压增高、腹胀明显、患儿营养不良、全身感染等。更换造口袋时可见造口旁伤口部分裂开或全层裂开，缝线断裂。

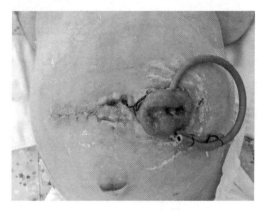

图 4‑11　造口旁伤口裂开

处理方案：

（1）先用皮肤黏膜消毒液消毒伤口周围皮肤，再用无菌生理盐水将创面彻底冲洗干净，去除脓液及黄色腐肉。

（2）创面处放置亲水性纤维银敷料，外覆盖超薄水胶体并拉合伤口两侧皮肤，减少张力。

（3）在水胶体上贴造口袋以收集造瘘口排出的稀便。

（4）根据伤口渗液情况更换敷料及造口袋。

（5）做好营养支持治疗，包括肠内营养和肠外营养。

造口旁伤口裂开换药流程图 4‑12a～f。

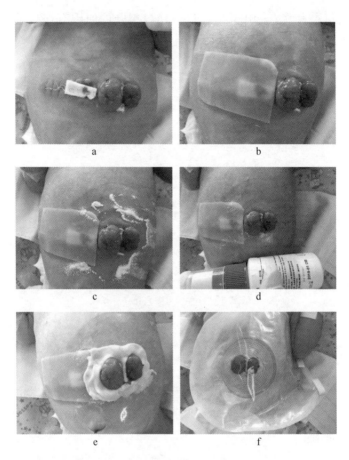

图 4-12　　造口旁伤口裂开换药流程(a～f)

五、造口旁伤口裂开伴伤口感染

若患儿切口处脓性分泌物较多,有大量渗液,造口袋不能贴合,需每日更换,切口处皮肤感染较重,愈合慢,可采用简易负压吸引技术进行处理。具体方法如下。

用生理盐水清洁切口后,在切口处填塞银离子敷料,再覆盖2~3层无菌纱布,在纱布中间放置1根8号或10号的胃管,胃管前端多开数个侧孔,用透明敷贴封闭伤口,吸痰管以高举平台法从伤口一侧引出,末端与中心负压相连,进行持续负压吸引,将负压调至80~150 mmHg,根据伤口渗液情况调整负压值。渗液较多者可适当调大负压,每2天换药1次。该方法效果明显,大大减少了换药频率并减轻了患儿的痛苦,在使用负压吸引技术后切口处脓性分泌物明显减少,肉芽组织生长较快,然后停止负压治疗。

六、肉芽肿

原因:缝线吸收不良引起;造口底板裁剪过小摩擦刺激黏膜(图4-13)。

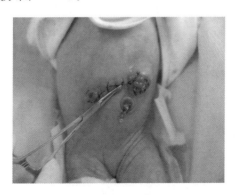

图4-13　　肉芽肿

处理：检查并拆除缝线；正确剪裁底板，避免底板边缘对造口的摩擦。小的肉芽肿血管钳直接夹掉，大的肉芽肿使用硝酸银棒烧灼或高频电刀切除。

（罗飞翔　杨童玲）

第六节　造口肠内回输的护理

新生儿造口术后，剩余肠道的功能非常重要。患儿通过远端黏膜瘘管进行肠内回输，可以使得这些可能废用的肠道被利用起来。极超低出生体重儿造口术后常规需要长期的肠内营养治疗，直到肠道可以适应。通过肠内回输技术的应用，可以使患儿对肠内营养的依赖逐渐减小，而且喂养的耐受性可逐渐恢复。

肠内回输技术利用机体自身的自我调整能力，使机体通过正常的消化过程获得营养和代谢需求，而不是依赖 TPN 和其他药物的刺激。该技术对于胎龄越小的早产儿操作过程越需缓慢，其肠道适应时间也越长。另外，早产儿潜在的疾病也是影响因素。当肠内喂养耐受后，肠内营养的使用逐步减少，可以减少肝功能衰竭，避免胆汁淤积性黄疸。总之，肠内回输技术是安全有效的，尤其对于短肠综合征患儿具有重要的临床意义。

一、肠内回输的适应证

该方法是将肠造口的排出液通过远端黏膜瘘管进行回输的技术。主要针对高位近端肠造口的患儿,患儿造口大量丢失液体并由此引起电解质紊乱,以及肠造口术后体重增长不良者。手术时,还需要考虑近端造口和远端黏膜瘘管的距离足够远,以便于收集和回输肠造口流出的消化液。

二、肠内回输的准备

(1) 评估解剖和排除梗阻。通过影像学检查,使用造影剂确定远端肠道有无缩窄和梗阻。

(2) 近端造口使用造口袋。尽量避免造瘘膏和造口粉混入近端造口的排出液中。

(3) 保护黏膜瘘管周围的皮肤。使用皮肤保护敷料剪成相应的形状粘贴于皮肤表面,在造口袋上剪 1 个洞,大小与造口外径一致,并粘于皮肤保护敷料上。

(4) 选择和插入回输管。将柔软、易弯曲的管道插入黏膜瘘管至预设长度。由外科医生确定插入长度并进行固定。管道可使用 8Fr 的 Foley 导尿管(不带或带有气囊),也可以使用 8Fr 鼻胃管。

(5) 固定回输管道。用 2 片超薄敷料将导管固定在腹部。

(6) 先将敷贴盖住远端黏膜瘘管,再用温生理盐水湿润的纱布盖住整个黏膜瘘管和回输导管,然后用干的、双层的厚纱布盖在外面。可以使用胶布或婴儿尿布进行固定。

三、肠内回输的要求

（1）近端造口排出液的收集时机：每3～6小时收集1次。收集的时间与喂养及照护婴儿的时间相符合。将造口袋开放,排出液抽吸到大小合适的注射器中,监测量并记录在重症护理单上。

（2）选择导管的型号：根据患儿体重、日龄、活动度等选择需要的导管型号。导管需要预冲,一般小婴儿（孕26～30周）产生的排出液量少,管道和接口预冲管后可能回输的量就减少了,故应使用口径更小的管道,但只能在排出液水样、缺乏黏性时使用。当排出液混有杂质时可能引起堵塞,此时需要更换口径较大的导管。

（3）冲管和回输：装有排出液的注射器冲管后连接黏膜瘘管的导管,将注射器放置于注射泵上,设定好时间。

（4）持续监测：观察造口有无塌陷,造口周围皮肤有无刺激发红或溃烂。仔细评估和护理造口周围的皮肤,采用皮肤保护膜喷抹,避免皮肤刺激和损伤。评估排出液的量和颜色,有无乳白色或未消化的奶汁,密切监测体重、头围、身长、造口排出液以及血清电解质、血气和肝功能,有助于判断肠内回输的有效性。

（杨童玲）

第七节　肠造口居家护理与指导

造口患儿住院时间短,有些需要带造瘘口出院择期再行造口回纳术。造口护理的很大一部分时间需要家属居家完成,所以造口患儿的出院宣教环节显得异常重要,宣教内容的组成部分包括营养、衣着、活动、身体形象及常见并发症。

一、居家护理

（一）造口袋的更换

要求父母向护士演示造口袋全程更换的过程,包括造口袋的去除、清洁,应用。告知父母造口袋到达 1/3 时及时排空造口液,每 1～3 天更换造口袋。

（二）造口周围皮肤处理

首先父母必须学会评估"正常"造口周围皮肤情况,护士必须详细描述造口周围皮肤各种潜在的并发症,以及这些并发症发生的原因和可能出现的方式。护士应该示教如何居家管理较轻微和能自愈的并发症。出现以下情况需要马上就医：① 造瘘袋黏附皮肤上有困难；② 造口周围皮肤出现 1～2 处皮疹、破溃不能愈合；③ 造口与造口周围皮肤分离；④ 造口周围皮肤颜色出现深红或发黑；⑤ 造口形状及长度发生变化或造口周围皮肤隆起。

（三）营养管理

造口患儿需要密切监测造口排出量，防止液体失衡和电解质紊乱，每日定时称体重，对比 Fenton 生长曲线，关注体重增长情况。

（四）发挥造口专科护士的作用

告知造口护理门诊的预约方式，为造口患儿的相关问题提供持续的教育、咨询和帮助。

（五）其他需要就医情况

患儿出现明显的恶心、呕吐、腹胀情况；造口袋持续有血液引流出；结肠造口 2 天未有大便排出，回肠造口 8 小时未有大便，或持续 6 小时无尿。

为新生儿提供以家庭为中心的护理，造口治疗师应帮助造口患儿父母建立亲子纽带，学习并掌握新生儿造口护理。此外，提供网络信息支持和讨论，方便居家获取护理信息，也帮助保护隐私。

二、不同年龄段的造口患儿，需要不同的照护和教育

新生儿由于皮肤系统发育不成熟，容易有皮肤撕裂伤和发生水疱的风险。因此，在为新生儿造口患儿选用局部护理产品的时候，必须要考虑患儿的皮肤成熟度、皮肤状况、产品的黏性、皮肤过敏的可能、产品吸收可能带来的影响等，保护皮肤，尽可能减少剪切力。因此，应尽量少用局部产品，掌握产品安全性知识和品牌产品推荐都是十分必要的。

大部分临时造口患儿会在关闭造口后才出院。带造口出院的患儿,护士需要详细为其父母宣教造口袋的移除、排空及如何选择适合的造口袋,指导识别造口相关并发症。婴儿日后虽然不会记得自己曾经有过造口,但是会经历这一阶段的痛苦。换袋时只能看到天花板的他们会感到恐惧,要让小婴儿看到、听到或触摸到父母,减少他们的恐惧和哭吵,也有助于减少造口排气。父母需要获得专业的造口护理支持,帮助这个阶段的孩子顺利生长发育。

三、肠造口患儿父母支持

(一) 父母心理辅导

新生儿肠造口术因大部分是紧急手术,因此手术前父母会十分焦虑,同时父母得知自己的孩子有先天性疾病,可能感到非常内疚,不能接受此事实。护士应耐心解释和指导,帮助父母渡过难关。同时,要让父母彻底明白患儿要行造口手术的原因和重要性、疾病的性质、今后的治疗等,使他们接受患儿的造口手术治疗及配合各方面的治疗。

(二) 指导父母学习造口护理知识和技能

出院后,患儿的造口护理均由父母帮助。因此,造口治疗师或护士应耐心指导患儿父母学习造口袋护理知识及日常生活护理常识。提供宣教手册和视频,定期开展培训和示教回复,有助于父母早日认可造口,接受造口,提高照护能力。

（三）社会支持

对出现并发症和各类造口相关问题的患儿家庭，提供咨询电话，及时至造口护理门诊进行造口维护，异常情况需立即与外科医生取得联系。肠造口患儿非常需要护理人员及家庭给予更多呵护。

四、肠造口的日常生活指导

（一）沐浴

造口本身是肠管的一部分，无痛觉，沐浴对造口不会有影响。不用担心造口会感染或水分会流入肠腔内。患儿佩戴或不佩戴造口袋均可以进行沐浴，根据照顾者个人偏好即可。可以使用沐浴露给新生儿进行沐浴，但不宜使用沐浴油，以免影响造口底盘的粘贴。同时，造口周围皮肤不宜使用爽身粉。

（二）饮食

肠造口新生儿患儿的饮食与其他婴儿无任何区别，可以母乳喂养。正常均衡饮食对新生儿患儿的生长发育及成长非常重要。添加辅食时尝试新食物一次不可过多。小肠造口患儿最好在外科医生或营养师的指导下选择饮食及补充电解质。进食注意少量多餐，短肠综合征的患儿可能需要持续输注肠内营养。回肠造口婴儿应多喝水。父母居家照护时，要学会观察排泄物，观察有无尿少、尿色深、皮肤干燥、少泪、眼眶凹陷等脱水表现，为患儿预备补充电解质的饮品,以备不时之需。

（三）穿衣

新生儿患儿可以穿任何衣物,但是连身衣或腿部搭扣的衣物不容易影响造口袋的位置。应避免裤子腰带压迫造口,年长儿衣着应宽松。造口袋可以安置于尿布内或尿布外,每个家庭可以根据造口部位和自己的偏好来选择。

（四）活动

新生儿虽然有造口,但一般不会影响婴儿的身体及智能发展。小肠造口新生儿可能会引起营养水平的低下,造成体重偏轻或营养不良。尽量减少患儿哭吵,以免气体吞入。一般来说,婴儿在学习翻身、爬行、学步时,造口袋渗漏的机会增加,但不应因此便限制婴儿的发展,注意造口保护即可。父母怀抱造口患儿时,可以在造口袋中保留少许气体,作为怀抱缓冲,减少造口损伤。

五、造口随访及回纳时机

研究指出,肠造口患儿出院后对其进行延续性护理干预能有效提高患儿父母的疾病管理能力,降低患儿并发症,提高患儿生活质量。因此,造口随访十分重要。肠造口患儿的随访形式多种多样,主要为家庭访视及电话随访。家庭随访容易受空间及时间等影响而限制其开展;电话随访获得的信息较单一。近年来,随着互联网技术的发展及普及,微信平台可以作为全新的沟通平台将护理服务延伸至患儿出院后的康复、治疗及护理过程中。及时解答造口相关问题，出现并发症时及时至造口护理门诊进行造口维护，异常情况联系外科医生进行干预。

（一）肠造口的随访

患儿造口术后，带造口出院的患儿需在出院后一周于造口护理门诊随访。随访内容包括父母造口护理的能力、患儿有无造口并发症及造口相关并发症的发生。造口护理门诊专科护士会给予父母相关造口护理的指导，以促进患儿康复。

出院后一个月，患儿来外科门诊随访，随访内容包括患儿的营养状况、体重、饮食情况、造口排便情况、腹部情况、肛门口排便情况等。

（二）患儿造口回纳时机

患儿造口多为临时性造口，而不是永久性造口。临时性造口回纳一般在造口术后 3 个月进行，同时回纳前需观察患儿的营养状况，患儿的体重达到 5 kg，肠道功能的恢复情况良好，可考虑造口回纳。

（罗飞翔　杨童玲）

第八节　胃造口的护理

胃造口是在腹壁上作一暂时性或永久性的开口，造瘘管直接进入胃内，母乳或配方奶由胃造口注入胃中，使患儿能够获得足够的营养。胃造口可以经皮内镜下实施,或在 X 线下经皮穿刺胃造口术及腹腔镜胃造口术。

一、胃造口护理

(1) 术后一般禁食 24～48 小时后可以根据患儿的病情特点、肠道功能情况开奶。

(2) 评估患儿的全身情况,做好病情观察及出入量的记录。

(3) 注意胃造口周围皮肤的保护,防止胃液的侵蚀。如发现胃造口有漏奶现象,及时更换敷料。喂奶后用温水或生理盐水清洗造口周围皮肤,擦干,喷无痛保护膜。造瘘管留置较久会造成胃液或奶液外漏,周围皮肤发红、糜烂等皮肤问题。因此,必须经常检查胃造口周围皮肤。若造口周围皮肤发红,每日可用生理盐水清洁皮肤后,涂上氧化锌软膏或喷无痛皮肤保护膜;若造口周围皮肤发生糜烂,可用生理盐水清洁皮肤后,外敷造口护肤粉,或贴水胶体敷料保护造口周围皮肤;胃造口周围渗液较多或有瘘管形成,可选择泡沫敷料或藻酸盐敷料加泡沫敷料,必要时可用贴造口袋以收集渗出液,有利于胃造口周围皮肤的保护。胃造口周围皮肤有肉芽组织增生时可用硝酸银棒烧灼肉芽,然后在烧灼肉芽处涂抗生素软膏如百多邦。

(4) 确保造瘘管固定妥当,避免脱出或回缩。导管固定不牢或长期置管、患儿躁动均可发生导管脱出,一旦发生不仅肠内营养不能进行,而且有可能引起腹膜炎的发生。因此,置管后应妥善固定导管,加强观察和护理。

(5)保持造瘘管通畅,避免导管堵塞。导管堵塞的最常见原因为粉碎不全的口服药、奶液黏附于管壁内等。因此,每次注完配方奶或药物后,应注入温开水或生理盐水 5 ml,连续输注者也应每 3~4 小时冲管 1 次,以保持导管的通畅。冲管后,夹紧造瘘管近皮肤端,防止胃内容物逆流。

(6)避免误吸及吸入性肺炎的发生。对于误吸和吸入性肺炎一旦发生,立即进行处理,原则如下:① 立即停用肠内营养,并尽量吸尽胃内容物,改行肠外营养;② 立即吸出气管内的液体;③ 积极治疗肺水肿;④ 应用有效的抗生素防治感染。

为了预防吸入性肺炎的发生,胃内胃饲时应注意以下几点:① 在注奶后给予患儿抬高床头 30°的体位;② 尽量采用间歇性或连续性注入而不是一次性注入营养物质;③ 定时检查胃残留量;④ 对胃蠕动功能不佳等误吸发生高危患儿,可采用空肠造口进行肠内营养。

(7)及时处理胃肠道反应。① 恶心、呕吐、腹胀主要由于输注速度过快等原因导致,可减慢灌注速度或改持续喂养来改善患儿发生恶心、呕吐、腹胀。② 腹泻是肠内营养最常见的并发症,常见原因有短肠、小肠吸收能力下降、奶制品细菌污染、输注速度过快等。一旦发生腹泻应首先查明原因,去除病因后症状多能改善,必要时可给予止泻剂对症治疗。③ 一旦怀疑有肠坏死发生，应立即停止输入营养液，改行肠外营养。

（8）肠内营养的治疗应坚持从少至多、从淡至浓、循序渐进、均匀输入的原则，防止因过快、过浓、过多输入而造成消化不良。

二、胃造口护理具体操作流程

（1）戴无菌手套，松开外固定盘片的固定夹，除去固定盘片。

（2）生理盐水棉球清洁穿刺点、胃造口管和固定盘片底部及周围皮肤，待干（避免使用碘酒等易对材料造成损坏的产品）。

（3）向胃内推动胃造口管 2 cm，并 360°转动胃造口管，保证胃造口管可自由移动，以免胃固定盘片植入胃壁。

（4）轻拉胃造口管直至有轻微阻力，在固定盘片下放置开口泡沫敷料或无菌纱布，固定夹固定。胶布固定引流管，保持管道通畅，避免折叠、扭曲。

三、胃造口护理注意事项

（1）记录造口管的外露长度和管径。

（2）术后第一日观察切口情况并更换敷料，如无渗液可隔日换药，直至 4 周形成窦道，随后每周换药 1～2 次。

（3）如造口处有出血、红肿、周围皮肤有渗出等感染征象,应每日换药直至切口清洁。换药时动作轻柔,避免牵拉引起疼痛。

四、胃造口管饲具体操作流程

（1）回抽胃内容物。

（2）输注前后使用 20 ml 注射器通过通用漏斗接头注入 10～20 ml 温水冲洗管路。

（3）管饲速度不能太快(使用泵管的遵医嘱),管饲时床头抬高 30°,病情稳定的患儿可采取半坐位。管饲过程中观察患儿有无恶心、呕吐的情况。

（4）管饲温度 37～40℃。

（5）不可输注酸性液体,如果汁,可能导致营养制剂中的成分凝固。

五、胃造口管饲护理注意事项

（1）置管后 24 小时患儿生命体征平稳、造口处无出血,可以开始管饲。

（2）任何情况下不可使用 20 ml 以下规格的注射器进行管饲。

（3）固体药物需溶解后方可通过管路进行输注,滴剂或糖浆可直接注入。

（4）抗酸药与营养制剂不可同时输注。

（杨童玲）

第九节　常用敷料的介绍与
　　　　使用注意点

皮肤护理对于极超低出生体重儿来说非常重要。每日定时检查全身的皮肤状况,尤其是骨突受压部位的皮肤。患儿皮肤干燥时,可使用液体敷料,改善患儿的皮肤状况。常用的伤口敷料有水胶体敷料、水凝胶、泡沫敷料、含银敷料、藻酸盐类敷料。

一、液体敷料

液体敷料由99％人体必需脂肪酸(亚油酸、亚麻酸)和1％茴香组成。

液体敷料能改善皮肤微循环,提高局部经皮氧分压和血氧饱和度,增强皮肤营养,避免干燥皮肤的脱水,防止水分过度蒸发,形成脂质保护膜,防止尿液、汗液等对皮肤的浸渍,加快细胞更新速度20％,加快损伤修复。

适应证:压力性损伤的预防和治疗、皮肤干燥症、风险区域皮肤(失禁皮肤、红臀、静脉炎)。

二、皮肤保护膜

皮肤保护膜涂于皮肤表面不但具有很强的杀菌和清

洁皮肤的能力,而且能够在皮肤表面产生一层保护膜,可以隔离皮肤,减少皮肤在粘贴和卸下粘贴物时的损伤及痛苦;同时保障了对皮肤有刺激作用的化学成分不对皮肤进行直接接触,避免皮肤的过敏反应,起到保护皮肤的作用。

适应证:主要适用于各种粘贴物的粘贴部位及造口袋周围皮肤的保护。

三、水胶体敷料

水胶体敷料由亲水性较强的羟甲基纤维素钠组成,可吸收小到中量的渗液,保持伤口湿润;创造伤口局部低氧、微酸环境,防止细菌侵入,抑制细菌繁殖;促进上皮化和肉芽组织的生长。适用于:① 小到中等量渗出的伤口;② 慢性伤口的肉芽组织生长期、上皮形成期;③ 表皮擦伤;④ 表浅或中等深度的伤口;⑤ 静脉炎的预防和治疗。

水胶体类敷料是由聚合的基材和黏接在基材上的水胶体混合物构成。其中,水胶体混合物主要是由明胶、果胶和羟甲基纤维素钠形成,并在混合的过程中掺入液体石蜡和橡胶黏结剂,使得敷料比较容易黏附在伤口上。但这种敷料比起薄膜敷料要厚得多,水胶体类敷料几乎没有水蒸气的转送能力,它是靠水胶层对渗出物吸收、胶层的厚薄决定吸收能力大小的,但吸收大量渗出物后可能污染伤口。

四、水凝胶

水凝胶敷料含有 70%～90% 的纯化水,能使干燥伤口产生水合作用,从而提供理想的湿润环境,促进伤口内坏死组织自溶性清创。适用于:① 黑痂及黄色腐肉的清创;② 保护暴露的骨膜、肌腱,防止坏死;③ 填充窦道及腔隙类伤口。

1. 产品特性

这是一类以水及非粘连性的多分子聚合物所制成,有糊状凝胶或片状敷料,含水量高,因此,不能吸收大量渗液。各种生产厂家生产的敷料所含成分不一,有含高水分,含高盐分及羟甲基纤维素钠颗粒和藻酸钙成分所制成的糊状凝胶或片状敷料。凝胶敷料和水凝胶敷料在现代创伤外科中应用十分广泛。硅酮类凝胶敷料目前应用较广,还有胶原凝胶、芦荟凝胶、壳聚糖凝胶、血小板凝胶、含酶凝胶等各种凝胶敷料,它们常以凝胶和水凝胶、泡沫凝胶或凝胶膜片形式在烧伤、创伤、溃疡等创面中应用。

2. 产品优点

水化伤口,提供湿润环境;促进自溶清创,用于黑痂清创;利于上皮移行及肉芽生长;不粘伤口;可镇痛;更换敷料时不损伤伤口;糊状凝胶能填满空洞伤口。

3. 适应证

这类敷料适应于中至深度的伤口,有坏死组织伤口,少至中量渗液的伤口以及烧伤和放射性伤口。

五、泡沫敷料

泡沫敷料是由发泡亲水性聚氨酯组成,表面常覆盖一层多聚半透膜,具有快速而强大的渗液吸收功能,可保持伤口湿润,促进自溶性清创,同时泡沫垫可缓冲外界压力。适用于:① 大量渗出液的伤口,如压力性损伤、下肢溃疡;② 肉芽水肿或增生的伤口。

1. 产品特性

泡沫敷料和海绵敷料属于同一种敷料,具有多孔性,对液体具有较大的吸收容量。氧气和二氧化碳几乎能完全透过。目前泡沫类敷料使用最多的是聚氨酯泡沫和聚乙烯醇泡沫,这种敷料对伤口渗出物的处理是靠海绵型的水蒸气转运和吸收机制来控制渗出物的。泡沫类敷料可制成各种厚度,对伤口有良好的保护能力,加入药物后还可促进伤口的愈合。但现在大多数泡沫类敷料没有压敏胶,不能自行粘贴,因此还需使用辅助绑扎材料来固定。

2. 产品优点

(1)快速而强大的渗出液吸收能力,减少伤口浸渍。

(2)通透性低,使创面保持湿润,避免更换敷料时再次机械性损伤。

(3)表面半透膜的阻隔性能,可防止环境颗粒性异物如灰尘和微生物的侵入,预防交叉感染。

(4) 轻便、使用方便、顺应性好,可适合身体各个部位。

(5) 隔热保温、缓冲外界冲力。

3. 适应证

这类敷料的适应范围很宽,主要应用于各种中至大量渗出创面,肉芽生长期或肉芽过长时的创面。

六、含银敷料

银离子抗菌敷料吸收伤口渗液后释放银离子,可与细菌 DNA 结合,从而抑制细菌分裂,破坏细菌的细胞膜,使细菌死亡,该敷料抗菌谱广、耐药性低。适用于:① 感染伤口;② 糖尿病足溃疡;③ 严重污染的伤口;④ 有可能感染的伤口。

银离子敷料是一种新型的广谱抗菌敷料,30 分钟内快速杀灭细菌,并随时间持续释放低浓度银离子,抑制微生物增长和促进愈合作用。杀菌效力保持 3～7 天,主要适用于严重污染伤口,感染伤口。

七、藻酸盐类敷料

藻酸盐类敷料是从天然海藻植物里提炼出来的天然纤维敷料,由藻酸钙纤维和水胶颗粒组成,具有强大的快速吸收渗液功能,能吸收伤口渗液形成凝胶,为创面提供湿润的愈合环境,并可保护暴露的神经末梢,减轻疼痛,还能与渗出液体接触后发生钠-钙离子交换,使伤口迅速止血。适用于:① 中到大量渗出液的伤口;② 窦道、腔隙的填塞;③ 感染伤口。

1. 产品特性

这是一类从天然海藻植物里提炼出来的天然纤维敷料,并经过精细的加工程序而形成一种高科技敷料,能吸收高于本身重量 17～20 倍的渗液。当与伤口接触时,与渗液作用形成一种柔软的凝胶,保持一个湿润有效的愈合环境。

2. 产品优点

(1) 具有强大而快速吸收渗出液的能力。

(2) 形成凝胶,能保持创面湿润且不粘创面,保护暴露的神经末梢,减轻疼痛。

(3) 与渗出液接触后发生 Na - Ca 离子交换,释放出钙离子,起到止血和稳定生物膜作用。

(4) 可被生物降解,环保性能好。

3. 适应证

适用于中至大量渗液和中至深度的伤口以及有空洞与窦道的伤口或感染性伤口。

八、藻酸钙钠盐敷料

1. 产品特性

由海藻的天然提取物制成的含钙离子的高吸收藻酸盐类敷料纤维加工而成,与创面接触时通过离子交换生成可溶性的海藻酸钙。海藻酸钙可吸收本身重量 20 倍的渗液,是纱布的 5～7 倍。

2. 产品优点

(1) 具有强大而快速吸收渗出液的能力,可吸收水分至饱和。

(2) 吸收渗液后发生膨胀,起到凝胶作用,有利于形成创面愈合所需的湿润环境。经过生物降解而溶解在渗液中,能够完全剥离,纤维不残留在创面上。

(3) 同时释放的钙离子可诱导血小板活化,产生凝血因子和生长因子,起到止血和加速创面愈合的作用。

(4) 海藻酸钙还具有吸附细菌的能力,阻挡细菌通过屏障的作用,并通过刺激伤口巨噬细胞的活化来增强创面抗致病菌的能力;能够吸附红细胞和血小板,使其紧贴敷料不致出血。

3. 适应证

适用于中至大量渗液和中至深度的伤口以及有空洞与窦道的伤口、感染性伤口,凝血功能欠佳或术后有出血的伤口,还可用于止血。

(杨童玲)

参考文献

［1］ CELEGATO M, GANCIA P. Medical and nursing care in post-operative period to the newborn with surgical problems and intestinal ostomy［J］. Early Hum Dev, 2011, 87(suppl 1)：S83.

［2］ CREALEY M, WALSH M, AWADALLA S, et al.

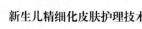
Managing newborn ileostomies [J]. Ir Med J, 2014, 107(5)：146 – 148.

［3］FERRARA F, ANGOTTI R, BURGIO A, et al. Ileostomy in extremely low birthweight and premature neonates [J]. Minerva Pediatr, 2013, 65 (4)：411 – 415.

［4］SEGAL I, KANG C, ALBERSHEIM SG, et al. Surgical site infections in infants admitted to the neonatal intensive care unit [J]. J Pediatr Surg, 2014, 49(3)：381 – 384.

［5］ALIYAH LOCKHAT, GUEN KERNALEGUEN, BRYAN J, et al. Factors associated with neonatal ostomy complications [J]. Journal of Pediatric Surgery, 2016, 51 (7)：1135 – 1137.

［6］KRONFLI R, MAGUIRE K, WALKER GM. Neonatal stomas：does a separate incision avoid complications and a full laparotomy at closure [J]. Pediatr Surg Int, 2013, 29(3)：299 – 303.

［7］郑珊.实用新生儿外科学[M].北京：人民卫生出版社,2013.

［8］胡爱玲,郑美春,李伟娟.现代伤口与肠造口临床护理实践 [M].北京：中国协和医科大学出版社,2010,12.

［9］张玉侠.实用新生儿护理学.[M].北京：人民卫生出版社,2015.

［10］SCHAFFNER A. Pediatric ostomy surgery [J]. J Wound Ostomy Continence Nurs, 2010, 37(5)：546 – 548.

［11］ZOONEN AG, SCHURINK M, BOS AF, et al. Ostomy creation in neonates with acute abdominal disease：friend or foe？[J]. Eur J Pediatr Surg, 2012, 22(4)：295 – 299.

［12］蒋其霞.伤口护理实践指南[M].南京：东南大学出版社,2009.

附录 1

新生儿皮肤护理技术关键点总结

附表 1 新生儿压力性损伤护理查检表

顺　　序	原理及注意事项	是否执行
1. 每 4 小时评估易受压部位、压力性损伤分期	评估新生儿压力性损伤易发部位的皮肤问题,有无压力性损伤的发生、分期及预防措施	
2. 解压,避免再次受压	对于未发生压力性损伤的易受压部位可使用液体敷料进行按摩,使用水胶体敷料或泡沫敷料保护受压部位	
3. 出现水疱的处理	皮肤黏膜消毒液消毒,用 1 ml 注射器"十字对穿"刺破水疱,保留疱皮	
4. 压力性损伤 2 期以上的处理:可选择银离子敷料及泡沫敷料帮助伤口清除坏死组织,吸收渗液	清除坏死组织,抗感染治疗,吸收渗液,促进肉芽组织及上皮组织生长	

附表 2　新生儿无创通气固定预防鼻部皮肤问题查检表

顺　序	原理及注意事项	是否执行
头帽的分类、选择	无创通气头帽一般分为头帽与头带两种。头带能暴露头部皮肤，方便观察，主要用于头部有留置针、引流管的患儿。头帽近似于普通帽子，能将头部完全包裹。相对而言，头带便于观察、头帽便于佩戴	
鼻塞或鼻罩的分类、选择	根据患儿鼻部、鼻孔的大小，鼻塞和鼻罩通常分为超小号（XS）、小号（S）、中号（M）、大号（L）、超大号（XL）等。不同品牌、不同厂家的尺寸略有不同，但均有标准的测量工具帮助临床测量患儿鼻部、鼻孔大小，选择合适的鼻塞或鼻罩。鼻塞：鼻塞的选择应尽可能选取直径接近鼻孔直径，但原则是鼻塞不能接触鼻孔内组织。如果鼻塞直径太小，会有大量漏气导致不能提供足够的 CPAP 压力。如果鼻塞直径过大，可能会压迫、磨损鼻孔内组织引起损伤。鼻罩：鼻罩主要适用于一些鼻塞很难进入、鼻孔直径非常小的患儿。一些鼻周、鼻中隔压红、损伤的患儿，可以选择鼻罩减少损伤加重。也有中心，将鼻塞和鼻罩定时更换、交替使用，预防鼻部压力性损伤	
佩戴头帽	头帽前部过前额，背面包后脑，侧面过耳垂，左右对称，松紧适宜，根据患儿头围大小适当调整	

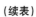

（续表）

顺　　序	原理及注意事项	是否执行
贴发生器底座	将发生器固定底座贴于头帽/头戴的额头正中三角区域,需在患儿正中位上	
固定发生器	将 CPAP 发生器置于白色固定底座上,调整前后距离,将鼻塞/鼻罩放入患儿鼻孔/鼻头上。将底座搭扣粘住固定发生器	
鼻部贴水胶体敷料	患儿置平卧位,贴鼻贴、面贴:大小适宜,覆盖被压迫处,不遮鼻孔、眼睛。由于各中心所使用的保护鼻部敷料不同、CPAP 品牌不同,鼻塞、鼻罩形状不同,目前临床并没有统一的鼻贴形状规范,临床上常见的鼻贴形状有"工"字形、猪鼻形、兔耳朵形等	
固定鼻罩或鼻塞	保持鼻罩不变形,鼻塞的壶腹部	

附表 3　新生儿术后外科切口护理查检表

顺　　序	原理与注意事项	是否执行
伤口观察与评估	术后 3 天内加强观察伤口有无渗血渗液及分泌物,有无异味	
疼痛评估	评估患儿的疼痛程度,轻度及中度疼痛可给予安抚奶嘴、安抚,重度疼痛需通知医生给予药物止痛	
安置适当体位	患儿术后苏醒后,给予上半身抬高 30°的体位,尽可能给予侧卧位及屈曲位	

(续表)

顺　序	原理与注意事项	是否执行
适时清洗切口,更换敷料	1. 清洁切口一般于术后 2～3 天打开敷料,用生理盐水清洗切口后,更换敷料重新包扎,如无异常情况至术后 7 天左右再更换敷料 2. 清洁-污染切口一般于术后 2～3 天打开敷料,用生理盐水清洗切口后,更换敷料重新包扎,此后每隔 2 天清洗切口并更换敷料,至伤口愈合 3. 污染切口于术后第 1 天开始更换敷料,更换次数根据切口分泌物来决定,保证敷料不湿透为宜。更换敷料时严格按照无菌操作规定进行,更换顺序为先清洁伤口,后污染伤口,每次更换中间需更换手套并洗手	

附表 4　新生儿造口护理查检表

项目	顺　序	原理及注意事项	是否执行
操作前	至患儿床旁,核对、评估	评估患儿的造口情况	
	洗手、戴口罩		
	备齐用物、合理放置		
操作过程	戴手套		
	平卧位,注意保暖	可使用安抚奶嘴	
	可将尿布置于患儿身下、造瘘口下段		

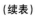

（续表）

项目	顺　　序	原理及注意事项	是否执行
操作过程	轻撕去原造瘘袋、弃去	从上而下剥离底盘,可使用黏胶祛除剂,观察大便的色、质、量,遵医嘱记录造口排出量 观察大便的色、质、量,记录造口量	
	用生理盐水棉球擦拭造瘘口周围皮肤,由内向外,再用干棉球擦干	若造口周围皮肤不平整或有凹陷情形时,可用防漏膏以增加密合度。观察造口、肠黏膜的血液循环、颜色、造口有无回缩、出血和坏死	
	观察造瘘口颜色和周围皮肤		
	造口护肤粉外涂,以棉签涂匀,涂上皮肤保护膜	皮肤若有红、肿、痒或破损可使用护肤品,若破损严重可暂缓使用造口袋并于观察	
	以测量板测量造口大小,用剪刀修剪	注意保持修剪面的平整	
操作后	将造瘘袋后面的贴纸撕下		
	将防漏膏以牙膏方式挤一圈于已修剪好的造口袋背面或将防漏膏涂于造口周围一圈		
	依造口位置贴上,双手轻压造口袋 5 分钟,使之紧贴于皮肤上	轻拉造口袋,测试是否牢固,若袋内充满空气,应予以排出	

(续表)

项目	顺　　序	原理及注意事项	是否执行
操作后	将造口袋夹扣在便袋尾端。		
	在造口袋上注明更换时间	造口袋3天更换,如遇渗漏需立即更换	
	洗手、记录	记录:造口引流物的色、质、量,记录造口量	

(杨童玲)

附录 2
新生儿医源性皮肤损伤的评估要点和预见性护理的专家共识

新生儿医源性皮肤损伤的评估要点和
预见性护理的专家共识专家组

共识执笔人　杨童玲　王　丽

通讯作者　　张崇凡　胡晓静

作者单位: 国家儿童医学中心　复旦大学附属儿科医院
上海市新生儿质量控制中心

基金项目: 上海市科学技术委员会国内科技合作项目
(18495810800)

　　成熟的皮肤会形成屏障,以最大限度地减少液体和电解质的流失,防止感染及有毒物质的吸收并支持体温调节,妊娠 24 周后,胎儿皮肤呈现红色,皱纹,发亮和透明的状态,角质层只有一层或两层,并且皮肤弹性纤维稀疏,真皮-表皮的连接较弱,半桥粒和固着性原纤维很少[1-3]。

这些因素均会导致新生儿尤其是早产儿的皮肤生理异常,包括增加的表皮水分流失,微生物的入侵以及潜在毒素的吸收,皮肤屏障功能不足与新生儿发病和死亡增加有关,一旦皮肤损伤易发生感染及败血症,重则死亡,轻则导致永久性瘢痕和功能异常[4]。国内外新生儿医源性皮肤损伤的发生率分别为 15.1%[5] 和 16.5%[6];而有研究报告[7]显示出生<30 周或出生体重<1 500 g 的患儿发生鼻部破损的风险最高,发生率可高达 20%～100%。因此,制定《新生儿医源性皮肤损伤的评估与预见性护理的专家共识》(简称:共识),为新生儿科护士提供可以直接参考的预防方法,做到预见性护理,同时可根据新生儿的出生体重、疾病严重程度进行针对性的护理,保证新生儿皮肤的完整性。

1 专家共识的产生过程

1.1 共识专家组和工作组 共识专家组成员为具有 NICU 工作年限 3～30(平均 14.9)年护士,具体名单见文后附录。共识工作组为复旦大学附属儿科医院护理部(胡晓静、杨童玲、吕天婵、季福婷、李丽玲,王丽)和临床指南制作和评价中心(张崇凡、王瑞)。

1.2 共识启动 2019 年 10 月 15 日。在上海召开了共识面对面启动会,① 就专家共识的方法进行培训和形成共识;② 讨论并达成了共识总体要体现的 8 个维度;③ 并建立了共识讨论群。

1.3　利益冲突声明　基于对共识话题感兴趣,愿意接受共识工作组(以下简称:共识工作组)的邀请,参加共识推荐意见的讨论,并签署书面利益冲突声明。在参加共识讨论和形成推荐意见环节中表达的观点:① 与共识中可能涉及的产品及其相关公司不存在利害冲突;② 不受任何学术派别的影响;③ 在充分讨论基础上可以考虑向多数专家的共识做出妥协。

1.4　文献准备　~2020 年 4 月 9 日。根据 8 个维度共识专家组分别建立 8 个综述组撰写相关综述,共有 65 篇与新生儿医源性皮肤损伤相关的综述、论著、指南和共识文献,追溯其中的重要参考文献 206 篇。共识工作小组系统地阅读了这些文献,并汇总了 8 个综述的内容,编写了共识综述的基础文件,称为共识第 1 稿。

1.5　建立共识维度和条目　~2020 年 5 月 7 日。共识工作组集中讨论了共识第 1 稿,形成 8 个维度 29 个条目和 55 个子条目为共识第 2 稿,开始函审和基于函审问题的微信群讨论。

1.6　函审征求意见　第 1~3 轮函审(2020 年 5 月 18~20 日,5 月 30 日至 6 月 1 日,6 月 14~15 日),每轮向 32 位共识专家发函审均回复,共识工作组部分成员基于每轮函审(包括微信群讨论)提出的修改意见整理共识第 3~5 稿,3 轮提出修改意见从 80、36、2 条递减,支持意见从 1654、1724、1756 条递增。

1.7　共识工作组编写　2020 年 6 月 16~30 日,基于3轮函审达成一致结果,共识工作组中没有参与共识第1~5稿的成员,根据共识第5稿提炼和归纳形成共识第6稿供共识工作组集体讨论。

2 相关概念

2.1 医源性皮肤损伤 是指在医疗工作中,由于医护人员操作不当或仪器使用不当所造成的与原发疾病无关的皮肤损伤,受损的皮肤会增加感染的风险[8]。

2.2 尿布皮炎 也称尿布疹,一种常见于新生儿纸尿裤覆盖区域的刺激性接触性皮炎,通常发生于直接接触尿布的皮肤表面,因为尿液、粪便的长时间刺激或肥皂、清洗液的残留所导致的[9]。

2.3 医用黏胶相关性皮肤损伤(MARSI) 在医用黏胶被移除后,皮肤出现持续30分钟甚至更长时间的红斑,伴或不伴水疱、糜烂或撕裂等皮肤异常[10]。

2.4 医疗器械相关压力性损伤(MDRPI) 为了诊断和治疗而有计划地使用医疗器械,由于体外医疗器械产生压力而造成患儿皮肤和(或)皮下组织(包括黏膜)的局部损伤[11]。

2.5 药物外渗 输液过程中由于多种原因致使输入的药液或液体渗出、外渗到正常血管通路以外的周围组织中。表现为肢体肿胀、发白,局部皮肤损伤、坏死,渗漏导致皮下组织钙化等[9]。

2.6 清洁切口 无炎症;手术未进入消化道、呼吸道、泌尿生殖道,完全缝合的切口或只在需要时放置闭合式引流的切口[12]。

2.7 清洁污染切口 通过腔道与外界相通的组织或器官的择期手术切口,手术涉及消化道、呼吸道、泌尿生殖道,但无内容物溢出的切口[12]。

2.8 污染切口 完全暴露或较长时间暴露于外界的组织或器官的手术切口,手术过程中有空腔器官内容物溢出污染的切口;手术时患儿为急性炎症期但无脓性分泌物的切口[12]。

3 医源性皮肤损伤预见性护理评估

3.1 评估频率 至少每日或每班从头到脚全面评估新生儿的皮肤[13]。识别常见的、短暂的良性皮肤状况(粟疹、红斑)是评估的基本要求,以便减少预见性护理。

3.2 评估工具 共识工作组向共识专家组提供了5个评估工具:① 新生儿皮肤风险评估量表[14](Neonatal Skin Risk Assessment Scale,NSRAS);② 新生儿皮肤状况评分表[15](Neonatal Skin Condition Scale,NSCS);③ 新生儿/婴儿 Braden - Q 量表(Neonatal/Infant Braden Q 量表)[16];④ 新生儿皮肤组织活力风险评估工具(Neonatal Tissue Viability Risk Assessment Tool)[17];⑤ 新生儿医源性黏胶相关皮肤损伤(MARSI)风险评估量表[18]。本共识推荐新生儿/婴儿 Braden - Q 量表作为新生儿的皮肤风险的评估工具。

3.3 危险因素评估 可能包括但不限于以下内容：早产儿；皮肤环境；水肿；脱水；使用升压药；临床需要使用各种导管及其装置,如鼻胃管或口胃管、血管通路及其装置、无创正压通气,高频通气；手术伤口或胃肠造口；血氧饱和度探头；心电监护,长程脑电图（EEG）监测[13,15,19]；去除黏性物质；局部温度高(例如,经皮检测二氧化碳的探头温度、氧饱和度探头、辐射）；亚低温冰毯；摩擦(皮肤与织物或暖箱、光疗箱的有机玻璃之间的摩擦）；尿布接触；长时间体位固定；感染等[13]。

4 预见性皮肤护理的目标和环境要求

4.1 皮肤护理的目标[13] ① 维持皮肤的完整性,即确保完整的皮肤屏障功能,尽量最小化各类医疗操作刺激,以减少显性的和隐性的皮肤损伤；② 加速皮肤成熟的速度。

4.2 环境要求 新生儿室的环境温度为 24～26℃,湿度为 55％～65％[13]。早产儿需要使用具有加温加湿功能的暖箱。体重＜1 500 g 的早产儿出生后 10 分钟内使用塑料袋包裹可以防止体温过低[20]。

5 沐浴预见性护理要点

5.1 正常新生儿沐浴 ① 新生儿沐浴会导致体温过低,呼吸窘迫,生命体征不稳定,耗氧量增加等,生后 6 小时内不沐浴[13,21],第 1 次沐浴要在温度和心肺状况保持稳定 2~4 小时后；② 盆浴沐浴[22]，将婴儿不包括头部和颈部的整个身体放入清水中，如果皮肤破裂，则应使用无菌水；③ 沐浴时环境温度 26~28℃；④ 用水温计监测水温并维持 38~40℃；⑤ 新生儿出生时皮肤的 pH 接近中性，并在生命的最初几天变为酸性（pH5.4~5.9)[23]，即"酸膜"，使用 pH5.5 的沐浴液比清水能更有效地防止水分流失；⑥ 2 天沐浴 1 次，特殊情况下可增加和减少沐浴频次；⑦ 每次沐浴 5~10 分钟[13]。

无确切证据表明推迟到脐带脱落沐浴可防止脐带感染或改变治愈时间[22,24]。

5.2 早产儿擦浴和沐浴 ① 体重<2 000 g 的生命体征平稳的早产儿可考虑选择擦浴。② 早产儿的擦浴和沐浴有条件时尽量选择无菌水，无条件可选择清水，早产儿要花几周的时间才能形成"酸膜"，忌用 pH 偏碱性的肥皂等清洁剂用于擦浴和沐浴[25]。

5.3 去除胎脂 胎脂具有重要的作用，如水合、温度调节、保护皮肤免于细菌感染和促进伤口愈合。出生后 6 小时内（第一次沐浴前）无特殊原因不必刻意去除胎脂[13,21]。

6 尿布皮炎预见性护理要点

6.1 保持臀部皮肤清洁和干爽 ① 每次换尿布时清洁臀部皮肤，或用柔软的布蘸清洁的温水、或不含乙醇和洗涤剂的湿巾[26]清洁；② 换尿布时要确认臀部皮肤干爽,每 1~3 小时更换 1 次高吸收性尿布或按需更换;③ 臀部表面如有干燥的大便,用湿纸巾难以擦除时,可用中性洁肤液清洗皮肤表面[27];④ 可以根据条件选择性使用液体敷料、润肤剂、软膏类的具有屏障作用的护肤产品[27];⑤ 腹泻增加了粪便和尿液与皮肤接触频率和时间,因此,一方面要查找大便异常病因并治疗,另一方面按需或每小时更换尿布和臀部皮肤清洗干爽。

6.2　促进皮肤成熟　葵花籽油促进角质层成熟和改善皮肤屏障功能的作用[28]。

7　MARSI 的预见性护理要点

医用黏胶的使用会造成潜在的皮肤损伤,适时和正确选择评估工具对预见性防止医用黏胶造成潜在的皮肤损伤有益处。

7.1　选择医用黏胶　根据预期用途、解剖位置和皮肤环境选择医用黏胶产品[13]。如血管通路固定选择透明的聚乙烯敷料[29];比如面部使用医用黏胶时,与标准丙烯酸酯黏胶产品相比适宜选择含有硅酮的黏胶产品[30];比如水肿的皮肤环境选择延展性好的黏胶产品[29]。避免使用黏附力过强的黏胶产品。

7.2　医用黏胶使用前　保持皮肤清洁和干爽;选择应用不含乙醇的皮肤隔离保护剂,在皮肤和敷贴之间形成一层保护面,减少医用黏胶相关皮肤损伤的风险;固定各种导管和插管前使用水胶体敷料贴于固定部位[31];体重<1 500 g 的早产儿血管通路建立后,使用聚乙烯透明敷贴前,在皮肤表面涂无菌皮肤保护膜[31]。

7.3　医用黏胶的粘贴原则　① 无张力粘贴法;② 顺着皮肤的纹理粘贴;③ 需要在关节附近粘贴时,以不影响关节屈伸受限[27]。

7.4　去除医用黏胶的方法　采用 180°平行去除敷贴、胶布、水胶体敷料[32]。有条件可考虑使用医用黏胶去除剂,持续湿润粘贴区域皮肤表面,以最大限度降低患儿疼痛感,减少由移除黏胶所导致的皮肤损伤[33]。

8　MDRPI 的预见性护理要点

各种探头和管路固定处常是新生儿 MDRPI 发生预见性护理的关注部位。

MDRPI 原则上可以通过以下措施预防,选择合适的器械尺寸和危害较小的材料,定期评估器械下方和边缘的皮肤,定期重新放置使用设备,使用材料保护设备下方的皮肤等[34]。

8.1　胃管　可经鼻或经口置入胃管。① 不影响通气情况下尽量选择经鼻胃管,考虑利于经口喂养情况下尽量选择经鼻胃管。② 经鼻置入胃管时,选择的胃管管径应适合新生儿鼻孔大小,胃管与鼻孔内黏膜留有间隙。③ 如图 1 所示,固定胃管时使用水胶体敷料垫在胃管下,避免胶布直接固定于新生儿皮肤表面[35]。④ 每次置入胃管时确保不对鼻或口周皮肤有潜在的压迫风险。⑤ 按照胃管厂家的使用说明进行更换,一般胃管每 3～5 天更换 1 次。⑥ 每次更换胃管时应更改胃管固定的位置[36]。

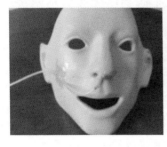 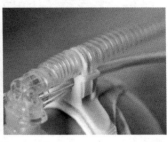

图 1   图 2

8.2 无创呼吸支持 ① 行无创通气时,首先准备无创呼吸支持头帽鼻塞套包,根据其标准测量工具测量头围及鼻部大小,并选择与其型号匹配帽子及鼻塞或鼻罩[7];② 鼻部、人中及面部两颊贴水胶体敷料[7,31];③ 帽子前沿盖在眉毛上方,并包住双耳及全部后脑勺;④ 帽子佩戴于正中位置,固定架位于头正中位;⑤ 图 2 所示,发生器两根细管正确卡在固定架内,固定架贴片扣在排气螺纹管上,固定松紧适宜;⑥ 鼻塞与鼻孔内黏膜留有间隙[37],避免将鼻塞的壶腹部全部塞入鼻腔;⑦ 鼻罩与鼻塞交替使用,特别是出生体重＜1 500 g 的早产儿[7];⑧ 每 2～4 小时取下鼻塞或鼻罩,用润肤油按摩鼻部皮肤。

8.3 气管插管 ① 气管插管分为经鼻和经口气管插管,有条件宜选择经口气管插管。② 每 4～6 小时评估气管插管下方及周围皮肤的完整性、皮肤颜色和皮肤张力[38],出生体重及胎龄越小越容易发生医源性皮肤损伤,可缩短评估间隔时间[5]。③ 经鼻气管插管固定前可用水胶体敷料或泡沫敷料贴于鼻部,固定经鼻气管插管胶布时注意气管插管连接端位置方向朝向下肢,避免气管插管上翘而压迫鼻部,呼吸机应放置于暖箱外靠近患儿脚部的位置[39]。④ 有条件可以用使用 NEOBAR 固定经口气管插管,降低气管插管对口唇部的压力,并提高气管插管末端位置的稳定性[40]。

8.4 气管切开 ① 泡沫敷料使外套管与皮肤不直接接触,并吸收气管分泌物的浸渍。② 如图 3 所示,在泡沫敷料一边剪开至中心位置,沿中心点剪一小三角形,便于安置外套管。③ 使用柔软有弹性的固定带固定气管切开的外套管[39]。④ 每2～4 小时检查气管切开处周围及颈部皮肤[39]。

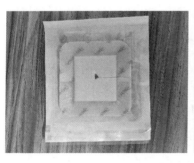 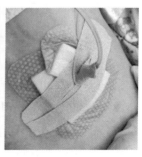

图3　　　　　　图4

8.5 引流管[41] ① 泡沫敷料使引流管与皮肤不直接接触,并吸收引流管分泌物的浸渍。② 在泡沫敷料一边剪开至中心位置,沿中心点剪一小三角形,便于安置引流管。③ 如图 4 所示,引流管在皮肤的出口处周围用泡沫敷料及逆行皮肤的保护,再用弹性柔棉宽胶带将引流管固定于泡沫敷料上。

8.6　血管通路　① 固定血管通路导管时,有条件可采用无菌皮肤保护膜涂抹于皮肤表面进行保护[42]。② 采用无张力粘贴法行血管通路导管固定[43]。③ 外周静脉留置针的肝素帽或无针输液接头处下方需垫水胶体敷料防止压力性损伤[31,35]。

8.7　经皮血氧饱和度探头[44]　在手掌或脚掌,选择一次性经皮血氧饱和度探头(配有海绵垫或不损伤皮肤的布类材质绑带)监测血氧饱和度,每 2～4 小时更换位置;当经皮血氧饱和度探头外露金属导丝或有损坏时应立即更换。

8.8　双面光疗箱　进行光疗时的足后跟需要用泡沫敷料或者水胶体敷料进行保护,防止蹭伤。

9　外科术后伤口造口相关皮肤损伤的预见性护理要点

9.1　外科术后伤口　① 伤口评估与观察[12]:术后3～5 天内(每 4～6 小时,换尿布和交接班时)观察伤口敷料有无渗血或血肿,有无渗液或异味。当发现伤口分泌物多或伤口有红肿,需增加伤口观察的频次。② 伤口护理[12]:应严格遵循无菌技术操作原则。患儿术后苏醒后,予上半身抬高 15°～30°的体位,尽可能予侧卧位及屈曲位,可使用安抚奶嘴或给予鸟巢包裹避免患儿哭吵,以降低腹部张力,减轻疼痛。清洁切口:一般于术后 2～3 天打开敷料(可选择无菌纱布、水胶体敷料或泡沫敷料),消毒切口后,更换敷料重新包扎,如无异常情况至术后 7 天左右再更换敷料。清洁污染切口:术后 2～3 天打开敷料伤口分泌物多,敷料潮湿时除立即更换外,此后每隔 2 天清洗切口并更换敷料重新包扎,直至伤口愈合。污染切口:术后第 1 天开始更换敷料,更换次数根据切口分泌物来决定,保证敷料不湿透为宜。需要预防感染时,内敷料可预防性使用含银敷料,外敷料选择无菌纱布。如果患儿伤口皮损面积较大,渗出多,建议使用负压引流装置。保证营养的供给,及时纠正低蛋白血症即是治疗,也是术后伤口相关皮肤损伤的预见性护理的选项。

9.2　外科造口

9.2.1　造口袋更换流程　① 建议使用黏胶去除喷剂对固定造口袋敷料喷洒,然后轻柔地从上到下移去旧的造口袋;② 生理盐水清洁造瘘口及其周围皮肤;③ 测量造口大小并裁剪底盘开口,底盘开口比造口大 1～2 mm[45];④ 将造口护肤粉均匀涂洒在造口周围皮肤上,将多余的浮粉扫去;⑤ 造口周围皮肤上涂擦/喷皮肤保护膜(注意用棉签遮挡造口);⑥ 待干燥后,可在造口周围涂抹防漏膏,防漏膏宽度不超过 0.5 cm,避免防漏膏使用过多影响造口袋的粘贴[46];⑦ 以造口为中心由内向外粘贴造口袋,手指沿着底盘由内至外圈按压底盘,使之更好的贴紧皮肤；⑧ 粘贴后再以空心手掌捂住温热底盘 1～3 分钟[45]。

9.2.2 造口袋更换时间 一件式造口袋原则上 3 天更换 1 次，造口袋有渗漏需及时更换[45]。

10 静脉外渗的预见性护理要点

临床上发生中心静脉外渗事件少见，外周静脉外渗常见。① 选择粗直的静脉进行穿刺置管[9,47]；② 血管位置：尽量避免将血管通路装置放置在难以固定的区域，例如关节处[9,47]；③ 药物理化性质：外周静脉血管通路应使用尽可能接近生理渗透压的药物；静脉营养液的糖浓度应≤12.5%，渗透浓度<900 mmol/L，药物 pH5～9[30]；④ 留置时间：当出现滴速减慢或不滴、局部有渗出、穿刺点周围皮肤有发红等临床指征时需更换[30]。

11 中心静脉留置的预见性护理要点[9,47]

开展新生儿中心静脉置管的医院或科室应当成立中心静脉置管小组，由经过专业培训、具有穿刺资质的医护人员组成，并建立中心静脉置管规范化操作和维护流程。

静脉炎预见性护理要点：① 在中心静脉置管部位上方皮肤、沿血管走向贴水胶体敷料；② 使用静脉输液过滤器。脂肪乳剂组药液输注使用 1.2 μm 大小孔径的静脉输液过滤器，不含脂肪乳剂的药液输注使用 0.2 μm 大小孔径的静脉输液过滤器[30]。

皮肤损伤预见性护理要点：① 粘贴敷贴前，充分待干，并使用无菌保护膜保护皮肤[43]；② 按需更换敷贴，避免频繁更换而损伤皮肤；③ 更换敷贴时，用生理盐水棉签浸湿敷贴后，由四周向中心揭开[33]。

参考文献

［1］VANCE DA，DEMEL S，KIRKSEY K，el al. A Delphi study for the development of an infant skin breakdown risk assessment tool［J］. Adv Neonatal Care. 2015，15(2)：150－157.

［2］AUGUST DL，EDMONDS L，BROWN DK，et al. Pressure injuries to the skin in a neonatal unit：fact or fiction［J］. J Neonatal Nurs. 2014,20：129－137.

［3］DUNK AM，CARVILLE K. The international clinical practice guideline for prevention and treatment of pressure ulcers/injuries［J］. J Adv Nurs. 2016：72：243－244.

［4］BRAGA IA，PIRETT CC，RIBAS RM，et al. Bacterial colonization of pressure ulcers：assessment of risk for bloodstream infection and impact on patient outcomes［J］. J Hosp Infect.2013，83(4)：314－320.

［5］杨童玲,胡晓静,吕天婵.NICU 患儿医源性皮肤损伤的现况调查［J］.中华护理杂志,2019,54(9)：1369－1372.

［6］MESZES A，TALOSI G，MADER K，et al. Lesions requiring wound management in a central tertiary neonatal intensive care unit［J］.World J Pediatr，2017,13(2)：165－172.

［7］IMBULANA DI，MANLEY BJ，DAWSON JA，et al. Nasal injury in preterm infants receiving non-invasive respiratory：a systematic review［J］. Arch Dis Child Fetal Neonatal Ed，2018,103(1)：29－35.

［8］李树人,吕涛,王胜利,等.医源性皮肤损伤 49 例分析［J］.中国误诊学杂志,2008,8(17)：4256－4257.

［9］张玉侠.实用新生儿护理学.第 1 版.北京：人民卫生出版社,2015.

［10］MCNICHOL L，LUND C，ROSEN T，et al. Medical adhesives and patient safety：state of the Science：Consensus statements for the assessment,prevention,and treatment of adhesive-related skin injuries［J］. J Wound Ostomy Continence Nurs，2013，5(6)：323 - 338.

［11］PANEL，NPUA. Best Practices for Prevention of Medical Device-Related Pressure Injuries：Posters.［EB/OL].［2018 - 3 - 19].www.npuap.org/resources/educational.

［12］蒋其霞.伤口护理实践指南［M].东南大学出版社,2009.

［13］Association of women's health，Obstetric and neonatal nurses. Neonatal skin care（fourth edition-based clinical practice guideline）［M].AWHOMM，2018.

［14］HUFFINES B，LOGSDON MC. The Neonatal Skin Risk Assessment Scale for predicting skinbreakdown in neonates ［J]. Issues Compr Pediatr Nurs，1997，20(2)：103 - 114.

［15］LUND CH，OSBORNE JW. Validity and reliability of the neonatal skin condition score［J]. J Obstet Gynecol Neonatal Nurs，2004，33(3)：320 - 327.

［16］MCLANE KM，BOOKOUT K，MCCORD S，et al. The 2003 national pediatric pressureulcer and skin breakdown prevalence survey：a multisite study［J]. J Wound Ostomy Continence Nurs，2004，31(4)：168 - 178.

［17］CHRIS ASHWORTH，LOUISE BRIGGS. Design and implementation of a Neonatal Tissue Viability Assessment Tool on the newborn intensive care unit［J]. Original Article，2011，7(6)：191 - 194.

［18］黄小夏,张丽萍,陈艳,等.新生儿医用黏胶剂相关性皮肤损伤风险评估量表的编制与信效度检验［J].中华护理杂志,2019,54(3)：380 - 384.

［19］HARRIS AH，COKER KL，SMITH CG，et al. Case report of a pressure ulcer in an infant receiving extracorporeal life support：The use of a novel mattress surface for pressure reduction[J]. Advances in Neonatal Care，2003，10（3）：220 – 229.

[20] KUSARI A，HAN AM，VIRGEN CA，et al. Evidence-based skin care in preterm infants[J]. Pediatr Dermatol，2019，36(1)：16 – 23.

[21] AFSAR FS. Skin care for preterm and term neonates[J]. Clin Exp Dermatol，2009，34：855 – 858.

[22] BRYANTON J，WALSH D，BARRETT M，et al. Tub bathing versus traditional sponge bathing for the newborn[J]. J Obstet Gynecol Neonatal Nurs，2004，33(6)：704 – 712.

[23] BARTELS NG，SCHEUFELE R，PROSCH F，et al. Effect of standardized skin care regimens on neonatal skin barrier function in different body areas[J]. Pediatr Dermatol，2010，27(1)：1 – 8.

[24] HENNINGSSON A，NYSTROM B，TUNNELL R. Bathing or washing babies after birth？[J]. Lancet，1981，2：1401 – 1403.

[25] EICHENFIELD LF，FRIEDEN IJ，ESTERLY NB，et al. Neonatal Dermatology（2nd edn）[M]. Philadelphia：Saunders Elsevier，2008.

[26] SIEGFRIED EC，SHAH PY. Skin care practices in the neonatal nursery：a clinical survey[J]. J Perinatol，1999，19：31 – 39.

[27] ANGELA R，PAULENE E，FERIEL M，et al. Best Practice Statement：Principles of wound mangement in pediatric patients[J]. Wounds UK，2014，11：10 – 11.

[28] DARMSTADT GL，MAO-QIANG M，CHI E，et al. Impact of topical oils on the skinbarrier：possible implications for neonatal health in developing countries[J]. Acta Paediatr，2002，91(5)：546 – 554.

[29] ORANGES T，DINI V，ROMANELLI，M. Skin physiology of the neonate and infant：Clinical implications[J]. Adv

Wound Care，2015，4(10)：587 – 595.

［30］GORSKI LA. The 2016 Infusion Therapy Standards of Practice［J］. Home HealthcNow，2017，35(1)：10 – 18.

［31］BOSWELL N，WAKER CL. Comparing adhesive methods on skin integrity in the high-risk neonate［J］. Adv Neonatal Care，2016，16(6)，449 – 454.

［32］BLANC K，BARANOSKI S. Skin tears：state of the science：consensus statements forthe prevention，prediction，assessment，and treatment of skin tears［J］. Adv Skin Wound Care，2011，24(9)：2 – 15.

［33］BRANDON DH，COE K，HUDSON-BARR TO，et al. Effectiveness of no sting skin protectant and aquaphor on water loss and skin integrity in premature infants［J］. JPerinatol，2010，30(6)：414 – 419.

［34］NEWNAM KM，MCGRATH JM，SALYER J，et al. A comparative effectiveness study of continuous positive airway pressure-related skin breakdown when using different nasal interfaces in the extremely low birth weight neonate［J］. Appl Nurs Res，2015，28(1)：36 – 41.

［35］European Pressure Ulcer Advisory Panel，Nation Pressure Injury Advisory Panel and Pan Pacific Pressure Injury Alliance. Prevention and Treatment of Pressure Ulcers / Injuries. Quick Reference Guide. Emily Haesler（Ed.）. EPUAP/NPIAP/PPPIA：201917.

［36］JOHNSON DE. Extremely Preterm Infant Skin Care：A transformation of practice aimed of prevent harm［J］. Adv Neonatal Care. 2016，16(5S)：26 – 32.

［37］XIE LH. Hydrocolloid dressing in preventing nasal trauma secondary to nasal continuous positive airway pressure in preterm infants［J］. World J Emerg Med，2014，5(3)：218 – 222.

［38］BLACK J，ALVES P，BRINDLE CT，et al. Use of wound dressings to enhance prevention of pressure ulcers caused by medical devices[J]. Int Wound J，2015，12(3)：322 - 327.

[39] JULIE APOLD，DIANE RYDRYCH. Preventing Device-Related Pressure Ulcers[J]. J Nurs Care Qual，2012，27(1)：28 - 34.

[40] BRINSMED TL，DAVIES MW. Securing endotracheal tubes：Does Neobar availability improve tube position[J]. J Paediatr Child Health，2010，46(5)：243 - 248.

[41] MONARA MC，MARTEKA P，BREDA K. Decreasing Incidence of Medical Device-Related Pressure Injuries in a Small Community Hospital：A Quality Improvement Project [J]. J Wound Ostomy Continence Nurs，2018，2(45)：137 - 140.

[42] 李莉,杨静,王珊珊,等.新生儿静脉留置针不同置管及固定方法的效果观察[J]. 护理研究，2016,30(19)：2399 - 2400.

[43] 桂园园,范玲.NICU 新生儿医用黏胶相关性皮肤损伤的风险评估及预防措施[J].中华护理杂志,2016,51(08)：979 - 983.

[44] CANDEMIR C，OMER FT，FATIH T，et al. Mangement of pulse oximeter probe-induced finger injuries in children：report of two consecutive cases and review of the literature [J]. Journal of Pediatric Suegery，2012，47：27 - 29.

[45] Wound，Ostomy，and Continence Nurses Society. Pediatric ostomy care：best practice for clinicians.http：//www.wocn.org/.

[46] 杨童玲,胡晓静.单中心新生儿肠造口伤口并发症及护理的相关性研究[J].护士进修杂志,2019,34(08)：734 - 737.

[47] MADHAVA SS. Intravenous Cannulation（Pediatric）：Best Practice[J]. The Joanna Briggs Institute，2020，2(11)：1 - 4.

新生儿医源性皮肤损伤的评估要点和
预见性护理的专家共识专家组成员

（按姓氏汉语拼音字母排序）

程晓英（浙江大学医学院附属儿童医院）

冯世萍（江苏省苏州市立医院）

韩宇枫（陕西省人民医院）

何婧（四川省妇幼保健院）

贺芳（广州市妇女儿童医疗中心）

黄湘晖（福建省厦门市儿童医院）

李慧（郑州大学第二附属医院）

李艳青（广西医科大学第一附属医院）

鲁阿婷（陕西省西安市儿童医院）

罗飞翔（浙江大学医学院附属儿童医院）

吕元红（广东省深圳市儿童医院）

马月兰（江苏省苏州市立医院）

缪宇燕（江苏省张家港市第一人民医院）

蒲芳（贵州省贵阳市妇幼保健院）

任燕（新疆维吾尔自治区人民医院）

戎惠（江苏省南京市儿童医院）

石化蓉（贵州省贵阳市妇幼保健院）

时富枝（河南省儿童医院）

孙芳（浙江大学附属儿童医院）

汤晓丽（上海交通大学附属上海儿童医学中心）

唐云飞（江苏省无锡市儿童医院）

滕云（新疆维吾尔自治区人民医院）

王玲（郑州大学第三附属医院/河南省妇幼保健院）

王燕（安徽省儿童医院）

吴莎莉（湖南省人民医院）

熊永英（云南省第一人民医院）

熊月娥（湖南省儿童医院）

薛阿丽（陕西省西安市儿童医院）

轩妍（海南省妇女儿童医学中心）

杨芹（首都医科大学附属北京儿童医院）

张先红（重庆医科大学附属儿童医院）

赵宇丹（云南省第一人民医院）